Excelleren in de zorg

Excelleren in de zorg

Onder redactie van:
mr. E. Maagdelijn
mr. dr. J.J.M. Sluijs
drs. M. Verkoulen

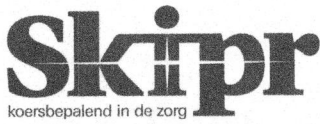

Skipr is een crossmediaal communicatieplatform voor beslissers in de zorg. Skipr biedt u een magazine, boeken, internet, e-mailnieuwsbrieven, (web)televisie, een virtueel en een persoonlijk businessnetwerk en persoonlijke ontmoetingen. Skipr helpt beslissers in de zorg om de koers te bepalen.

Samensteller(s) en uitgever zijn zich volledig bewust van hun taak een betrouwbare uitgave te verzorgen. Niettemin kunnen zij geen aansprakelijkheid aanvaarden voor drukfouten en andere onjuistheden die eventueel in deze uitgave voorkomen.

ISBN 978 90 313 7984 2
NUR 801

Ontwerp omslag: Graphic Design Engelbracht
Ontwerp binnenwerk: Houdbaar, Deventer
Automatische opmaak: Cross Media Solutions – Ten Brink, Alpen aan den Rijn

Bohn Stafleu van Loghum
Het Spoor 2
Postbus 246
3990 GA Houten

www.bsl.nl

Inhoud

Voorwoord

E. Maagdelijn, J.J.M. Sluijs en M. Verkoulen

Excelleren in de zorg. Dat is uiteindelijk de titel van dit boek geworden. Uiteindelijk, omdat het ons als redacteuren aanvankelijk hoofdbrekens kostte om tot een titel te komen die de lading van ons voornemen zou dekken.

Talloze termen worden gebezigd die de importantie onderstrepen van de – economische – ontwikkelingen in de zorg. Termen als 'gereguleerde marktwerking', 'zorgondernemer', 'governance', 'strategische visies' en 'zorgmanagement'. Een aantal van deze en soortgelijke begrippen menen wij te kunnen relateren aan wat wij 'excelleren in de zorg' zijn gaan noemen. Wij beogen met deze term geen nieuw begrip aan de bestaande rij toe te voegen, maar zijn van mening hiermee het bovengemiddeld ondernemen, besturen gericht op innovatie & kwaliteit én het ondernemerschap in de zorg te benadrukken.

Om ons begrip van excelleren in de zorg te onderbouwen, zijn wij op zoek gegaan naar bestuurders met passie voor de zorg, bestuurders met een visie en bestuurders die initiatief nemen en kansen benutten wanneer die zich voordoen. Alleen met deze ingrediënten kan een idee een succesvolle vernieuwing worden. Vanzelfsprekend is het maken van de juiste keuzes daarin cruciaal voor een bestuurder; het zijn immers het handelen van de bestuurder én het resultaat daarvan die bepalen hoe een ziekenhuis zich onderscheidt van andere.

Wij zochten aldus naar de ervaringen van bestuurders, ook omdat wij in óns werk juist dienstbaar willen zijn aan het besluit van de bestuurder. Het is de taak van de adviseur – de advocaat, de consultant, de onderzoeker, de expert – om het perspectief van de bestuurder te verbreden of juist focus aan te brengen daar waar dat bijdraagt aan een excellent besluit. Een beter begrip van de relevante ontwikkelingen en rekenschap van de effecten van het besluit dat de bestuurder heeft te nemen: dat kan een adviseur of een collega-bestuurder bijdragen. In dat spel kunnen vertolkers van beide rollen elkaar inspireren en versterken. Uiteindelijk is het echter de bestuurder die, *when everything is said and done*, verantwoordelijk is. Daarom kozen wij ervoor in dit boek de bestuurders uit eerste hand te laten beschrijven voor welke uitdagingen zij staan in de zoektocht naar excellente zorg. En we vroegen adviseurs daarop te reageren, zodat zichtbaar wordt hoe een adviseur kan verbreden en verdiepen en zo, als het goed is, waarde kan creëren.

Het resultaat van dit boek is dan ook niet één verhaal, maar een bundeling van ervaringen en praktijkvoorbeelden bij actuele thema's in de zorg, verdeeld in het drieluik markt, interne organisatie en overheidstoezicht.

In deel I Markt komen dilemma's en uitdagingen in de omgeving van het ziekenhuis aan de orde. Zo beschrijft Hugo Keuzenkamp hoe een ziekenhuis opereert in een keten met andere zorgaanbieders. Huub Raemakers geeft aan hoe bij dat samenspel de patiënt echt centraal kan staan. Guy Peeters schetst hoe het Academisch Ziekenhuis in Maastricht tracht een verband op te bouwen met een buitenlands ziekenhuis, vlak over de grens. Volgens Marcel Smeets is dat niets nieuws; grensoverschrijdende zorg. Loek Winter beargumenteert waarom externe kapitaalverschaffers iets kunnen toevoegen in de zorg. Econoom Marcel Canoy onderschrijft die redenering, maar nuanceert deze ook. In interactie met andere ziekenhuizen in de omgeving komt de vraag op hoever een samenwerking kan gaan zonder dat een fusie ter sprake komt. Willem Geerlings beschrijft hoe het Medisch Centrum Haaglanden daar een antwoord op geeft. Advocaat Jan-Koen Sluijs waarschuwt daarbij voor de grenzen van de wet. Zorgverzekeraar Roger van Boxtel geeft ten slotte aan hoe zorgaanbieders in samenspraak met zorgverzekeraars en patiëntenorganisaties tot een hogere kwaliteit kunnen komen.

Deel II Interne organisatie is gewijd aan vraagstukken die vooral binnen het ziekenhuis aan de orde zijn bij het streven naar excellente zorg. Zo formuleert consultant Martijn Buitenhuis enkele prioriteiten voor de bestuurder die leiding wil geven aan een excellent ziekenhuis. Paul Baks, tevens consultant, maakt duidelijk dat toezicht houden in een zorginstelling vakmanschap vergt. Ziekenhuisbestuurder Marjolein Tasche schrijft over de meerwaarde die prestatie-indicatoren kunnen hebben bij het managen van een ziekenhuis. Michiel Verkoulen (consultant) voegt daaraan toe dat voor het succesvol gebruik van indicatoren een integrale aanpak wenselijk is. Adviseur Ed Maagdelijn benadrukt hoe aandacht voor het werkklimaat en inspirerend leiderschap tot succesvol ondernemerschap in de zorg kan leiden. Fiscalist Vincent Dielwart vestigt de aandacht op de fiscale aspecten van de bedrijfsvoering in de zorg en geeft aan hoe daarbij risico's te beheersen.

In deel III Overheidstoezicht komen alleen toezichthouders van overheidswege aan het woord. Zij hebben een speciale positie. Toezichthouders bezien het gedrag van zorginstellingen en hun bestuurders van een afstand en toetsen dat aan de wettelijke kaders. Achtereenvolgens geven Cathy van Beek van de Nederlandse Zorgautoriteit, Wim Schellekens van de Inspectie voor de Gezondheidszorg en Henk Don en Krijn Schep van de Nederlandse Mededingingsautoriteit aan vanuit welk objectief en met welke middelen zij die taak uitvoeren.

In de Synthese geven de redacteuren aan welke kenmerken zij gezien hebben bij de zorgbestuurders met een missie voor excellente zorg. Op basis van inzichten en ideeën uit de bestuurskamer van zorgaanbieders, een zorgverzekeraar en overheidstoezichthouders wordt het perspectief geschetst van marktkansen, managementkeuzes en organisatorische en juridische randvoorwaarden. Wij hopen dat deze inzichten en ideeën vernieuwend en inspirerend zijn voor de lezers die op hun eigen wijze bijdragen aan het mogelijk maken van excellente zorg.

I Markt

1a   De gezondheidszorg als systeem

H.A. Keuzenkamp

Hugo Keuzenkamp is lid Raad van Bestuur van het Westfriesgasthuis en hoogleraar
verzekeringseconomie bij de Universiteit van Amsterdam.

Inleiding

De tijd dat gezondheidszorg kon worden bedreven door autonome professionals met een roeping om zieken te helen is lang voorbij. De zorg is een complex systeem geworden. De autonome professional is tegenwoordig een schakel in een keten, of zelfs een cel in een netwerk. Over roeping wordt besmuikt gesproken, maar het is misschien wel een allemachtig mooi vak. Voor zover er nog iemand autonoom is, is dat de patiënt of degene die de belangen van de patiënt meent te behartigen: een familielid of een medewerker van een indicatieorgaan.

Over het complexe systeem van de zorg gaat dit hoofdstuk, met de vraag of die complexiteit wel te besturen valt. Ik zal betogen dat dit kan. Niet door zorgfuncties te integreren (met fusies en conglomeraatvorming), maar door de functies in het netwerk transparant te maken en de markt onder begeleiding van een zeer zichtbare hand te laten werken.

Arbeidsdeling en de onderneming

De belangrijkste bron van welvaart is arbeidsdeling. Dit is een kernthema van Adam Smith (1723-1790) in zijn *An Inquiry into the Nature and Causes of the Wealth of Nations* (1776). Al was Smith niet de uitvinder van het belang van arbeidsdeling, hij is wel de eerste econoom die een systematische analyse van arbeidsdeling maakte. Arbeidsdeling gaat hand in hand met specialisatie, waardoor iedere werknemer steeds meer expert op een deeltaak wordt. Deze taak kan daardoor veel doelmatiger worden uitgevoerd, waardoor de productiviteit toeneemt. Arbeidsdeling is de bron van economische groei. Voortschrijdende arbeidsdeling gaat hand in hand met de toenemende ontwikkeling van markten. Zelfvoorzienendheid (autarkie) wordt achterlijkheid. Dankzij arbeidsdeling ontstaan halffabricaten die verhandeld kunnen worden, en om handel mogelijk te maken, zijn weer diensten en instituties nodig, denk aan het bankwezen, verzekeringen en de naamloze vennootschap.

Smith had in zijn *Wealth of Nations* nog geen scherp oog voor de industrialisatie. Industriële processen en productiemethoden kwamen pas later goed in beeld, bijvoorbeeld in het denken over 'scientific management' door Frederick Taylor (1856-1915), naamgever van het taylorisme. Standaardisatie van taken is een belangrijk ingrediënt van het taylorisme.

Arbeidsdeling, handel en standaardisatie zijn – wat de keerzijde ervan ook moge zijn – de belangrijkste bronnen van westerse welvaart. Opmerkelijk genoeg zijn deze bronnen pas heel laat in de gezondheidszorg doorgedrongen. De medisch specialist is een uitvinding van de twintigste eeuw, met wat voorlopers in de negentiende eeuw. In de eenentwintigste eeuw zijn specialisatie en subspecialisatie zich echter in rap tempo aan het ontwikkelen. Ook standaardisatie heeft vaste voet gekregen in de gezondheidszorg – tot afgrijzen van romantici, die iedere patiënt als 'uniek' beschouwen en dat als alibi zien om autonoom te kunnen handelen. En handel is tot op de dag van vandaag een belast woord in de gezondheidszorg. Zorg is geen koopwaar, wordt vaak op veelbetekenende toon gezegd.

Smith is, behalve om zijn denken over arbeidsdeling, ook bekend om de 'onzichtbare hand'. Deze komt overigens slechts terloops in de *Wealth of Nations* aan de orde. De onzichtbare hand is de metafoor van de vrije markt-economie geworden: marktpartijen die slechts hun eigen belang najagen, worden dankzij de markt, 'als ware het door een onzichtbare hand', de onbewuste deelnemers aan een proces dat tot maatschappelijk voordeel leidt. In zijn eerdere boek *Theory of Moral Sentiments* (1759) komt de onzichtbare hand voor het eerst ter sprake. Mensen die slechts hun eigen belang najagen 'are led by an invisible hand to make nearly the same distribution of the necessaries of life, which would have been made, had the earth been divided into equal portions among all its inhabitants, and thus without intending it, without knowing it, advance the interest of the society'.

De moderne micro-economie leert onder welke voorwaarden dat ongebreidelde marktgedrag inderdaad tot een maatschappelijk optimum leidt. De essentie is dat er geen marktverstoringen mogen zijn. Marktverstoringen zijn bijvoorbeeld schaalvoordelen (die kunnen leiden tot monopolievorming), externe effecten (waardoor de prijs van een goed niet de maatschappelijke waarde reflecteert) en informatieproblemen (de ene marktpartij weet iets van belang dat voor andere verborgen is). Deze marktverstoringen zijn in de gezondheidszorg geen uitzondering maar regel, reden waarom velen twijfelen aan de mogelijkheid de zorg aan de markt over te laten. Er is op zijn minst de zichtbare hand van een regulerende marktmeester nodig.

De Britse econoom Ronald Coase heeft naam gemaakt met een artikel uit 1937 dat 'The nature of the firm' heet. In dat artikel verklaart hij waarom voortschrijdende arbeidsdeling niet vanzelfsprekend tot een steeds verder verbrokkelde markt leidt. Een onderneming kent intern geen vrije markt, maar is juist een creatie om dankzij interne verplichtingen tot een doelmatige productie te komen. Coase verklaart dit met het bestaan van transactiekosten. Een markt is niet 'gratis'. Het kost tijd (geld) om prijzen tot stand te brengen, om te handelen, partijen bij elkaar te brengen, contracten van A tot Z uit te schrijven. Die kosten zijn vaak zo hoog dat het handiger is de markt te omzeilen en er een hek omheen te zetten: het hek dat we firma noemen.

Met deze elementaire begrippen uit de economie kom ik tot een analyse van ketenzorg.

Ketenzorg en zorgketens

De gezondheidszorg is de bedrijfstak waarin – veel langer dan waar ook – de arbeidsdeling en de handel buiten beeld zijn gebleven. Binnen de economie heeft de zorg een *status aparte*. De dokter was lang een solist – in het jaar 2000 was nog bijna de helft van de huisartsen solist. Het aantal duopraktijken groeit, maar van taakverdeling binnen een duopraktijk is vaak nog maar nauwelijks sprake. Wel is de doktersassistente sinds 1960 een stukje van het werk gaan doen, en is de laatste decennia de (hoger opgeleide) praktijk-ondersteuner belangrijker geworden.

In de 'tweede lijn' van het ziekenhuis veranderde langzaam ook het een en ander. Aanvankelijk waren ziekenhuizen vooral instellingen waar zieken-lagen. Zusters hadden het er voor het zeggen, de arts had een praktijk aan huis (zoals we in Duitsland nog steeds zien bij de prominent aanwezige 'nie-dergelassene Ärzte'). In de twintigste eeuw verschoof dit beeld: de arts werd deel van de ziekenhuisorganisatie en minder een gast van het gasthuis. En de artsen gingen zich specialiseren. Snijders, beschouwers en ondersteuners (zoals anesthesisten of pathologen) werden verschillende soorten. En binnen de soorten ontstonden subspecies: de geriater maakte zich los van de inter-nist, de traumatoloog is niet meer gewoon een chirurg. Terwijl dit proces gaande was, bleef wel de cultuur van de professionele autonomie in stand. Dat leidt tot frictie, omdat de kwaliteit van de zorg steeds meer afhankelijk wordt van de kwaliteit van de onderlinge relatie (communicatie, samenwer-king, handel).

Extramuralisering is een woord dat aan het einde van de twintigste eeuw in zwang kwam. Wie vroeger in een ziekenhuis belandde, bleef daar vaak weken of maanden liggen. Inmiddels is de gemiddelde ligduur terugge-bracht tot minder dan zes dagen. Dat is deels te danken aan betere technie-ken, waardoor het herstel veel vlotter verloopt. Maar het is ook een gevolg van arbeidsdeling, die in de zorg bekendstaat als 'ketenzorg', waarbij vaak vol trots over 'transmurale projecten' wordt gesproken. Een ziekenhuis is een dure omgeving voor een patiënt die niet meer continu op specialistische zorg is aangewezen (sterker nog, het ziekenhuis is een bron van infecties, dus het loont om zo snel mogelijk de benen te nemen). Met deze dure voor-ziening moet derhalve spaarzaam worden omgegaan, hetgeen ruimte biedt voor zorg in verpleeghuizen of voor thuiszorg.

Hier zien we dat een afweging gemaakt moet worden tussen de 'transactie-kosten' die gepaard gaan met de stap naar een andere marktpartij, en de kos-ten die gemaakt worden indien een patiënt binnen een ziekenhuisomgeving blijft. De transactiekosten worden in een normale markt vooral bepaald door de moeite die gedaan moet worden om de alternatieven op een rijtje te zetten en een afspraak over de prijs en de leveringsvoorwaarden te maken. Zo niet in onze gezondheidszorg. Daar komen de transactiekosten voort uit de schotten die tussen onderdelen van de zorg zijn opgebouwd. In Nederland gaat het dan om financiering van curatieve zorg via de Zorgverzekeringswet (Zvw), verzorging en zorg via de Algemene Wet Bijzondere Ziektekosten (AWBZ) en de ondersteuning via de Wet maatschappelijke ondersteuning (Wmo). En de vraag van een patiënt is niet leidend, maar de beschikking van een indicatieorgaan of de volumeafspraak die een instelling heeft weten te maken met de beheerder van een budget.

Sinds ongeveer het laatste decennium van de vorige eeuw zijn er door instellingen verwoede pogingen gedaan om deze schotten te doorbreken. Dat is vaak met een volstrekt verkeerd middel gedaan, namelijk verticale integratie van instellingen. Onder verticale integratie verstaan economen het aan elkaar knopen van bedrijven in een bedrijfskolom, zoals een ertsmijn en een hoogoven. Verticale integratie heeft alleen voordeel voor de betrokken bedrijven indien hoge transactiekosten gespaard kunnen worden (bijvoorbeeld omdat complete expliciete contracten moeilijk te formuleren of te monitoren zijn). Of indien het geïntegreerde bedrijf marktmacht verkrijgt en daardoor de winst kan opvoeren – een voordeel dat per saldo maatschappelijk nadelig uitwerkt.

Verticale integratie in de gezondheidszorg is op allerlei manieren geprobeerd. Er zijn ziekenhuizen die getracht hebben de eerste lijn aan zich te binden. Hier wreekte zich de cultuur van huisartsen, die weliswaar graag inkomenszekerheid kregen, maar zich autonoom bleven gedragen en niet opeens veel meer naar de nieuwe broodheer gingen doorverwijzen. Het Medisch Centrum Haaglanden heeft hier geen goede resultaten mee bereikt. Een ander voorbeeld is de integratie van arbodiensten met instellingen die gericht waren op arbeidsgerelateerde aandoeningen, soms nog onder de hoed van een zorg- en verzuimverzekeraar. Dit is voor Achmea een moeizaam project geweest. Dan zijn er ziekenhuizen die de keten aan de andere kant hebben opgezocht, zoals het Hofpoort Ziekenhuis in Woerden en verpleeghuisorganisatie en thuiszorggroep Zuwe Zorg. Dit verband is inmiddels grotendeels ontbonden. Een variant hierop is Pantein groep: het Maasziekenhuis, Zorgcentra en Thuiszorg Pantein en woningcorporatie Pantein Wonen. Deze keten bestaat nog wel, net als Zorggroep Noorderbreedte: ziekenhuizen in Leeuwarden en (buitenpoli) Harlingen, verpleeghuiszorg op twaalf locaties en thuiszorg in Friesland. Een variant is om ook de geestelijke gezondheidszorg (ggz) erin te betrekken. Opmerkelijk, omdat er wel enige relaties zijn tussen somatische en psychische zorg, maar toch (nog) minder intens dan tussen bijvoorbeeld ziekenhuizen en verpleeghuizen. Dit heeft dan ook meer weg van conglomeraatvorming dan van verticale integratie. Een voorbeeld is Orbis, dat thuiszorg, verpleging & verzorging (V&V), ggz, een prachtig ziekenhuis en een hulpmiddelenbedrijf omvat. Een algemeen beeld is dat de bestuurbaarheid van zulke concerns beperkt is. Een ziekenhuis is qua complexiteit al nauwelijks te managen, laat staan een zorggroep. Al deze vormen van concernvorming zijn maar zeer ten dele in staat te doen wat het doel is: zorg op een meer efficiënte manier aanbieden of zorggebruikers meer waarde aanbieden. In de meest extreme gevallen leidt de vorming van conglomeraten tot een bedrijfseconomisch drama, zoals het geval is geweest bij Meavita (failliet) en Espria (deels ontbonden). In andere gevallen, zoals bij de vorming van de coöperatie voor het Vlietlandziekenhuis, is het de vraag of vooral de doelmatigheid en levensvatbaarheid gediend worden, of dat er marktmacht wordt gecreëerd die maatschappelijk ondoelmatig is. Deze corporatie is een op zichzelf interessant model waarbij de financier ofwel de verzekeraar, de professional ofwel de specialisten, de toeleveranciers ofwel de huisartsen en de achterdeur ofwel verpleeghuizen zijn betrokken. De Nederlandse Mededingingsautoriteit (NMa) heeft er problemen mee, vooral vanwege de positie van de toeleverancier. Ik betwijfel of de NMa daarmee juist oordeelt, maar ik denk wel dat dit model in het algemeen meer als noodgreep dan als kansrijk toekomstperspectief gezien moet worden. De kanttekeningen van de NMa zouden in kracht verliezen indien de eigenlijke belanghebbende, de patiënt die naar een ziekenhuis op zoek is, voldoende autonomie krijgt om een zelfstandige keuze voor de gewenste aanbieder te maken. In een omgeving waar nogal wat ziekenhuizen zijn en waar die ziekenhuizen steeds meer moeite moeten doen om hun marktaandeel te behouden, groeit de soevereiniteit van de consument. Dat geldt zelfs bij het in Nederland bejubelde poortwachtermodel, waarin de zorgvrager niet eigenmachtig bij een ziekenhuis mag aankloppen, maar eerst een briefje moet vragen aan de generalist die elders in de economie al vrijwel uitgestorven is.

De zorg als netwerk

Het idee dat gezondheidszorg een keten is, wordt gevoed door metaforen zoals eerste lijn, tweede lijn, derde lijn en ketenpartners. In werkelijkheid is het veel complexer. Een patiënt gaat naar de huisarts, door naar het ziekenhuis, krijgt medicatie van de apotheek, gaat naar de huisartsenpost, weer naar een andere behandelaar in het ziekenhuis, komt in het verpleeghuis, vervolgens weer thuis met thuiszorg, blijft onder controle van huisarts en specialist, misschien ook van de apotheek en de verpleeghuisarts. Mocht de onfortuinlijke patiënt werkzaam zijn, dan bemoeit ook de bedrijfsarts zich ermee, misschien nog een psycholoog via de ggz en een fysiotherapeut. En niet te vergeten de homeopaat of paragnost die op de achtergrond vaak ook een toontje meezingt. Dit is geen ketenzorg maar een zorgnetwerk. Iemand met diabetes heeft al snel tien zorgprofessionals om zich heen waarmee stukjes zorg verzameld worden – en daarbij komen de zorgverzekeraar, het zorgkantoor en misschien het indicatieorgaan.

Vaak wordt gezocht naar antwoord op de vraag hoe hier regie over te houden. Er moet een 'hoofdbehandelaar' aangewezen worden, maar de behandelaars hebben hun eigen beperkte domein (en hun vaak minder beperkte ego waardoor competentiestrijd kan ontstaan). Binnen een organisatie is het benoemen van zo'n hoofdbehandelaar goed mogelijk en ook wenselijk. Maar de regie over al die ketenonderdelen kan uiteindelijk alleen maar van de zorgvrager zelf komen, hoe gebrekkig die ook bij machte is om de zorg volledig te doorgronden. Naarmate zorg meer kenmerken krijgt van een netwerk of een complex systeem, zal het beroep op de regie van de consument groeien.

Een probleem van al deze samenwerkingsvormen is dat de bestuurbaarheid beperkt is. Een gewoon ziekenhuis is al moeilijk te besturen. Dat ligt deels aan de regelgeving, maar ook aan de intrinsieke complexiteit van het zorgbedrijf. Op zoek naar een oplossing ligt er een grote rol voor informatie- en communicatietechnologie (ICT). Een *personal health record* kan mensen ondersteunen bij het vinden van hun weg in het zorgnetwerk. In combinatie met handigheidjes op de iPhone, zoals een landkaart met daarop alle zorgaanbieders in de regio – inclusief commentaar van klanten waarin ervaringen worden gedeeld. ICT draagt zo bij aan regie en zelfzorg en dient te worden gezien als integraal onderdeel van het netwerk of de keten. Hoe dan ook blijven het besturen van en toezicht houden op een zorgnetwerk complex en uitdagend.

De moraal

Ik begon dit betoog met Adam Smith, de econoom die beroemd is geworden met *Wealth of Nations* – maar zijn andere boek is zeker zo belangwekkend: *Theory of Moral Sentiments* (1759). In dit boek vervolgt Smith de weg die is ingeslagen door de beroemdste dokter die Nederland heeft voortgebracht, namelijk Bernard Mandeville (1670-1733, 137.000 hits op Google; vergelijk de runner-up Willem Kolff, 1911-2009, met 43.000 hits). Mandeville, een arts uit Rotterdam die na zijn studie naar Londen verhuisde, maakte faam met zijn *Fable of the Bees: or, Private Vices, Publick Benefits*. Het verscheen in 1714, negen jaar nadat de kern van het verhaal in dichtvorm het licht had gezien. In het gedicht drijft hij de spot met deugdzaamheid. Mandeville betoogt dat zelfzuchtigheid een bron van welvaart is. Van alleen maar goede bedoelingen komt niets. Hij verloochent zijn achtergrond niet, in de korte beschrijving van zijn eigen beroepsgroep:

Physicians valued Fame and Wealth
Above the drooping Patient's Health,
Or their own Skill: The greatest Part
Study'd, instead of Rules of Art,
Grave pensive Looks, and dull Behaviour.

Artsen moeten niet op hun blauwe ogen worden beoordeeld. Niet de autonome professional met goede bedoelingen is de drijvende kracht van innovatieve ketenzorg, maar de professional die zich deel weet van een systeem en in staat is met standaardisatie, protocollen en arbeidsdeling transparante zorg te leveren aan consumenten die weten wat ze kunnen verwachten en begrijpen wat ze krijgen.

1b Recept voor een zorgnetwerk: de patiënt centraal

H.J. Raemakers

Huub Raemakers is senior adviseur strategie en marketing bij Twynstra Gudde.

In het voorgaande hoofdstuk heeft Keuzenkamp een sprankelend betoog gehouden over de wijze waarop de zorg als complex systeem vanuit de economische theorie beter bestuurd zou kunnen worden. Met als resultaat de mogelijkheid zorg op een meer efficiënte manier aan te bieden of zorggebruikers meer waarde te bieden. Hierbij komt de auteur uit op zorgketens en zorgnetwerken, waarbij de regie idealiter bij de zorgvrager c.q. zorgconsument zou moeten liggen.

De vraag die zich vervolgens opdringt is: hoe moet je dat dan doen? Op welke wijze krijg je het ideaalbeeld van zorgketens en zorgnetwerken voor elkaar? Als de inrichting voor de hand lag, zou het al volop worden toegepast. Er lijkt geen eenvoudig recept voorhanden, maar er kan wel een aantal ingrediënten worden genoemd die professionals en bestuurders kunnen gebruiken om zorgketens en zorgnetwerken te realiseren. Ingrediënten die her en der met succes worden toegepast om de zorg beter te maken. Hierna worden enkele ingrediënten benoemd en toegelicht.

Zeven ingrediënten

Wat als eerste opvalt, is dat de genoemde theorie uitgaat van aanbodsdenken: het organiseren van het zorgaanbod waarbij – het lijkt wel als laatste redmiddel – de regie van de kant van de zorgconsument moet komen. Niet de zorgvraag en hoe daar als zorgaanbieders samen op in te spelen staat centraal, maar de eigen organisatie en diensten. Hier ligt het *eerste ingrediënt* voor succesvolle samenwerking en betere zorg: pas wanneer de zorgconsument en de zorgvraag centraal staan en de zorgaanbieders gezamenlijk als doel hebben daarop in te spelen, kunnen zorgketens en zorgnetwerken succesvol worden. Het doel van het zorgnetwerk ligt buiten het netwerk, namelijk bij de zorgconsument. Doel en middel moeten hier niet door elkaar gehaald worden.

De zorgconsument moet dus centraal staan: een adagium dat in de zorg veelal in schrift en woord terug te vinden is, maar in uitvoering slechts mondjesmaat invulling krijgt. Immers, als de zorgconsument centraal staat, wie is die zorgconsument dan? Dé zorgconsument bestaat niet, zoveel is zeker. En een zorgconsument is ook geen aandoening of ziekte, maar een mens van vlees en bloed met verlangens, angsten, familie en een eigen levensstijl. De zorgconsument is niet iemand met dementie of staar, maar mevrouw Jansen. En dat inzicht is het *tweede ingrediënt*. Of iedere zorgconsument daadwerkelijk tot op individueel niveau met een zorgaanbod moet worden benaderd is de vraag, maar uitgaan van één soort zorgconsument is wel erg mager. Indelingen op basis van levensstijlen of andere kenmerken kunnen de goede richting wijzen, maar moeten dan weer niet doel op zich worden. En partijen in de zorgketen c.q. het zorgnetwerk zullen zich van de klantgroepen een gezamenlijk beeld moeten vormen.

Met de zorgconsumenten beter in beeld dient de volgende vraag zich aan: wat willen de zorgconsumenten? Vaak willen ze gewoon beter worden, een zo goed mogelijk herstel van functioneren of prettig kunnen leven. Maar ze willen ook respect, misschien weer een normaal zelfbeeld, op tijd geholpen worden, gehoord worden, enzovoort. Het *derde ingrediënt* is het inzicht in de patiëntenbehoeften. Wat willen zij echt? Praten met zorgconsumenten kan helpen dit inzicht te verwerven, maar ook het gedrag van consumenten in andere sectoren, zoals de fastfood, kan verhelderend zijn als het gaat om de behoeften van zorgconsumenten. Niet iedereen wil aan tafel bediend worden en vrijwel zelf alles doen kan ook voorzien in een behoefte. Ook hier geldt dat de deelnemende partijen in de zorgketen zich hiervan een gezamenlijk beeld moeten vormen, liefst in samenspraak met de zorgconsumenten.

Opvallend is dat, gevraagd naar het zorgconsumentenproces, veelal het medisch/verpleegkundig proces geschetst wordt: intake, diagnose, behandelplan, nazorg, u kent het wel. Ook hier staat de vormgeving van het aanbod centraal en niet de zorgconsument. Die maakt immers een heel andere reis. Een beetje vergeetachtig af en toe, wat soms wat erger wordt. Voorzichtig lezen op internet over vergeetachtigheid en wat dat is. Wanneer het ernstiger wordt en het gevoel van onbehagen toeneemt een keertje langs de huisarts. En zo verder. Dat is het feitelijke zorgconsumentenproces en daarop moet worden aangesloten door de zorgketen of het zorgnetwerk. Dit is het *vierde ingrediënt*. Partijen in een zorgketen of -netwerk zullen dit proces van de zorgconsumentengroepen in beeld moeten hebben voordat zij hun aanbod kunnen gaan organiseren. En misschien blijkt dan wel dat er andere partijen nodig zijn in de zorgketen of het zorgnetwerk, omdat die vanuit medisch/verpleegkundig perspectief niet in beeld zijn maar vanuit de zorgconsument wel degelijk. Om er een paar te noemen: de bibliotheek, maatschappelijk werk, de woningbouwvereniging, de politie.

Een *vijfde ingrediënt* dat belangrijk is voor goede zorgketens en -netwerken, is de aard van de zorgvraag. Is die eenmalig en electief? Of is hij meer complex en chronisch? Of is er sprake van spoed? De vorm van de *zorgketen* lijkt meer te passen op electieve eenmalige vragen: een staarstraat of enkelvoudige revalidatie. Die is dus niet altijd voorbehouden aan het ziekenhuis, wat veelal wordt gedacht, maar wel gericht op curatie. Gericht op medisch resultaat. Het *zorgnetwerk* lijkt beter te passen op zorgvragen die complex en chronisch van aard zijn, denk aan dementie en diabetes. Hierbij spreken we vaak over de care, maar ook aanbieders van cure en andere dienstverleners spelen een belangrijke rol. Gericht op beleving en welbevinden vanuit de eigen leefstijl.

Het *zesde ingrediënt* is de regievraag: die krijgt namelijk een andere invulling, afhankelijk van de best passende vorm: keten of netwerk. Omdat een zorgketen veelal vooraf gedefinieerd is, ligt de regie in belangrijke mate bij de aanbieder(s) van de zorg. Tijd, plaats en dienst zijn gestandaardiseerd en de invloed daarop is betrekkelijk klein. In een zorgnetwerk is dat anders. Hierin heeft de zorgconsument de regie en die moet daarbij wellicht ondersteund worden. De zorgconsument bepaalt in hogere mate wanneer hij welke dienst in welke vorm wil krijgen. Ook hier gelden protocollen, maar de zorgconsument krijgt regiemogelijkheden, kan sturen en zijn individuele behoeften als uitgangspunt nemen.

Het *zevende ingrediënt* zijn de kosten en opbrengsten, de zogenaamde business case. Zorgketens en -netwerken kunnen pas functioneren wanneer ze voor de zorgconsument en financier voldoende meerwaarde opleveren. Het ontwikkelen van zorgketens en zorgnetwerken is dus geen vrijblijvende exercitie, deze randvoorwaarde zal vanaf het begin dienen te worden meegenomen. De vraag is dus of er 'meer-waarde' wordt geleverd ten opzichte van de huidige situatie. Zinvol is het om hierbij als vertrekpunt de zorgconsument-total-cost-of-care te nemen: de totale kosten die door en voor een zorgconsument worden gemaakt voor een diagnose. Hoe kunnen deze door de nieuwe organisatievorm worden verlaagd? Bijvoorbeeld doordat activiteiten niet meer dubbel worden uitgevoerd, doordat de compliance van de zorgconsument hoger is en de behandeling daardoor meer effect heeft of doordat er minder beroep wordt gedaan op sociale uitkeringen en verzekeringen. En hoe kunnen de opbrengsten, voor de zorgconsument en de maatschappij, worden verhoogd? Bijvoorbeeld doordat de zorgconsument minder premie of eigen risico hoeft te betalen, minder tijd kwijt is en weer aan het werk kan zijn.

De zeven genoemde ingrediënten vormen geen recept en zijn ook zeker niet uitputtend. Ze vormen enkele belangrijke basisingrediënten voor de bouw van zorgketens en -netwerken. Het is aan professionals, zorgconsumenten en management om de ketens en netwerken gezamenlijk te realiseren, gebruikmakend van deze ingrediënten. En net zoals met koken kun je niet alles van tevoren bedenken en moet je het gewoon doen. De partijen moeten met de ingrediënten experimenteren en kijken wat het beste werkt. Om vervolgens vanuit die kennis verdere verbeteringen aan te brengen.

Peper en zout

Ten slotte peper en zout. Zonder vertrouwen in elkaar en enige bestuurlijke ongehoorzaamheid gaat het niet lukken. Zolang de deelnemende partijen alleen denken vanuit eigenbelang en binnen bestaande wet- en regelgeving blijven, zullen zorgketens en -netwerken niet van de grond komen. Leg het oude receptenboek aan de kant, breek met het verleden en overtref de verwachtingen van de zorgconsument.

2a Europese zorg zonder binnengrenzen, utopie of werkelijkheid?

G.J.H.C.M. Peeters

Guy Peeters is voorzitter van de Raad van Bestuur van Maastricht Universitair Medisch Centrum/academisch ziekenhuis Maastricht.

Inleiding

Het initiatief van het academisch ziekenhuis Maastricht (azM) en het Universitätsklinikum Aachen (UKA) om het eerste grensoverschrijdende Europese Universitair Ziekenhuis te worden, kent een lange geschiedenis en zal waarschijnlijk ook nog een lange weg af te leggen hebben.

De bijzondere geografische ligging van de twee centra dicht in elkaars nabijheid en elk zowat op een landsgrens gebouwd, vormde een bijna natuurlijke aanleiding om over de grens te kijken en te onderzoeken of samenwerking mogelijk was. Het azM nam in de jaren negentig van de vorige eeuw het initiatief. Als jongste academisch ziekenhuis in Nederland, met nauwelijks meer dan zevenhonderd bedden, had het azM bijzondere functies zoals kinderhartchirurgie, niet in huis en was het daarvoor aangewezen op samenwerking met een grotere zusterinstelling. Het UKA had vrijwel onmiddellijk interesse en zag zelf kansen om enkele kostbare voorzieningen, zoals een gammaknife, efficiënter en lucratiever te maken door Nederlandse patiënten te behandelen. Door de snelle groei van het azM kreeg de samenwerking steeds meer een gelijkwaardig karakter. En de samenwerking werd geïntensiveerd toen in Nordrheinland-Westfalen stemmen opgingen om het kostbare UKA eventueel te sluiten. De inzet van de samenwerking werd vanaf dat moment ook het bewerkstelligen van een Europees innovatief project.

Waarom een grensoverschrijdende alliantie of zelfs Europees Universitair Ziekenhuis?

Herhaaldelijk wordt de vraag gesteld waarom het azM deze ingewikkelde en vergaande samenwerking met een zusterinstelling in een buurland zou willen. Samenwerking of samengaan met een zusterinstelling in eigen land is vaak al ingewikkeld genoeg. Er zijn echter voor het azM – en vice versa voor het UKA – goede redenen die zo'n onderneming de moeite waard maken. Zowel het azM als het UKA ligt bijna letterlijk op een landsgrens. Hun geografisch verzorgingsgebied is daardoor niet, zoals bij andere ziekenhuizen, een wijde cirkel rondom het ziekenhuis, maar wordt door de landsgrens doorsneden en gehalveerd. En juist voor academische centra zoals azM en UKA, telt halvering van het verzorgingsgebied extra zwaar. Zij zijn immers aangewezen op een voldoende groot aanbod van (doorverwezen) patiënten met bijzondere aandoeningen om de kwaliteit van topreferente klinische zorg te kunnen waarborgen. Hetzelfde geldt om de opleiding van medisch specialisten op het hoogste peil te kunnen houden en top-wetenschappelijk onderzoek te kunnen blijven doen. De grensoverschrijdende samenwerking tussen Aken en Maastricht biedt wat dat betreft aantrekkelijke perspectieven. Enerzijds kan de samenwerking met de buitenlandse buur bestaande *knelpunten oplossen*, anderzijds biedt zij kansen op *gezamenlijke vernieuwingen en versterking van de positie in het (internationale) zorgveld.*

■

Waarom azM en UKA samenwerken

- Beide ziekenhuizen moeten en willen zich versterken met het oog op:
  - de excentrische ligging in eigen land
  - de demografische ontwikkelingen
  - de kwaliteit en patiëntveiligheid
  - de marktwerking, gevaar van overname door private spelers
- Excellente uitgangspositie op een aantal gebieden, met name hart- en vaatziekten (kliniek en onderzoek)
- Tal van synergiemogelijkheden voor alle specialismen en ondersteunende diensten
- Gezamenlijke structuur is voorwaarde voor nauwe coöperatie en gezamenlijke investeringen

De samenwerking heeft tot doel:

- Topzorg voor patiënt dichtbij en zonder wachtlijst beschikbaar maken door wederzijdse toegang van elkaars zorgvoorzieningen
- Bundeling van krachten op het gebied van opleiding en training van specialisten
- Vergroting van de aantrekkingskracht voor internationale patiënten en wetenschappers
- Leidende positie in euregionale netwerken en internationale uitstraling als eerste Europees Universitair Medisch Centrum

Marktwerking

De toenemende marktwerking in de zorg vormt een extra reden voor beide centra om hun academische potentie en krachten grensoverschrijdend te bundelen, hun aanbod in diversiteit en kwaliteit te verbeteren en daardoor hun concurrentiepositie te versterken. Tegelijkertijd beschermt zo'n sterke alliantie hen ook tegen mogelijke overnamepogingen door private partijen die in de toekomstige Europese zorgmarkt zeker mogen worden verwacht. Marktwerking krijgt vaker en prominenter een plaats op de zorgagenda. Steeds meer financiers zien de sector als duurzaam rendement en strategisch en competitief ingezette zorginstellingen maken daar dankbaar gebruik van. De meeste lidstaten van de Europese Unie (EU) stimuleren marktwerking en zien deze als een onmisbaar instrument om voldoende en kwalitatief goede zorg en innovaties te kunnen waarborgen bij krimpende budgetten. Dat geldt vooral ook voor topreferente zorg.

In de samenwerking azM-UKA neemt de factor markt dan ook een belangrijke plaats in, waarbij niet alleen op de nabije (eu)regionale markt wordt gemikt, maar ook op de internationale markt. Als onderdeel van de Rheinisch-Westfälische Technische Hochschule met meer dan dertigduizend studenten heeft het UKA een sterk internationaal netwerk dat al decennialang vele patiënten uit met name Arabische en Aziatische landen naar Aken brengt. Bij het realiseren van de beoogde Centres of Excellence wordt uitbreiding van het bilaterale partnerschap met andere topcentra in Europa en daarbuiten niet uitgesloten. Overigens zullen azM en UKA hun eigen regionale netwerk met de algemene ziekenhuizen in stand houden en waar mogelijk deze partners betrekken bij het bereiken van de gezamenlijke doelstellingen voor de patiëntenzorg, opleidingen en wetenschappelijk onderzoek.

De weg ernaartoe

De verschillen in organisatie van gezondheidszorgsystemen in de EU-lidstaten zijn groot en het vergt een grote bestuurlijke inzet, doorzettingsvermogen en creativiteit om een dergelijke grensoverschrijdende samenwerking tot stand te brengen.

De weg ernaartoe verloopt langs twee sporen, *bottom-up* en *top-down*, die ondanks hun schijnbare tegenstelling nauw met elkaar verweven zijn.

Bottom-up (afdelingsniveau)

Toen in 2004 de zogeheten Alliantie-overeenkomst werd getekend, werkten UKA en azM al geruime tijd samen op een aantal vakgebieden, zoals de kinderhartchirurgie en de kaakchirurgie. In de overeenkomst werd afgesproken dat men deze weg zou vervolgen en dat afzonderlijke deelcontracten en protocollen zouden worden opgesteld voor elk nieuw specialisme dat voor samenwerking in aanmerking kwam. Waar nodig, zou ieder deelcontract voor goedkeuring worden voorgelegd aan de bevoegde instanties in beide landen. De zorgverzekeraars zouden er eveneens in een vroege fase bij worden betrokken, zodat opname in de productieafspraken en daarmee ook budget en betaling verzekerd waren. Zo zijn deelcontracten opgesteld voor onder andere vaatchirurgie, plastische chirurgie en kaakchirurgie.

In de Alliantie-overeenkomst is ook afgesproken om – in samenwerking met de faculteiten – gemeenschappelijke hoogleraren/afdelingshoofden te benoemen, omdat dat de synergie in de patiëntenzorg, de opleidingen en het wetenschappelijk onderzoek op hun gebied zou bevorderen. Inmiddels hebben enkele van deze benoemingen plaatsgevonden.

Top-down (instellingsniveau), de rol van de leiding

Aan het begin van de klinische relaties tussen afdelingen van azM en UKA staan telkens individuele Maastrichtse en/of Akense specialisten, die in persoonlijk contact met hun collega 'aan de overkant' de meerwaarde van de

grensoverschrijdende samenwerking voor hun klinische praktijk en wetenschappelijke werk hebben gezien en ervaren. Zij willen dat contact voortzet-
ten en daarom tot permanente werkafspraken met hun collega's komen.
Dergelijke afspraken tussen medisch specialisten kunnen echter alleen worden gemaakt wanneer de eindverantwoordelijke op instellingsniveau, dat
wil zeggen de Raad van Bestuur van het azM en de Vorstand van het UKA, de
totstandkoming van die afspraken faciliteert en de organisatorische,
bestuurlijke, financiële, administratieve en juridische aspecten daarvan
voor zijn rekening neemt.

Grensoverschrijdend ziekenhuisbeleid blijft echter eerder uitzondering dan
regel. Een ziekenhuis met serieuze plannen op dit punt plaatst zich feitelijk
buiten de normale kaders en zal in de bestaande regelgeving weinig of geen
steun voor zijn beleid vinden. Aan beide zijden van de grens is de regelgeving namelijk strikt nationaal georiënteerd en werkt daardoor eerder tegen
dan mee.
De leiders van het azM en het UKA moeten dan ook op alle fronten bijzonder
pionierswerk verrichten, hun plannen voortdurend uitleggen aan en verde-
digen bij velen in het eigen ziekenhuis en daarbuiten en dezen proberen te
overtuigen van de zin en het belang ervan. Te denken valt aan de verschillende ministeries, inspecties, raden van toezicht, medische staven ('Kunnen
we ons niet beter eerst op de eigen problematiek concentreren? Er is hier
genoeg te doen!'), huisartsen/eerstelijnszorg, verzekeraars, ondernemings-
raden, besturen en raden van faculteit en universiteit, opleidingsinstanties,
patiënten/cliëntenraden, enzovoort; en dit alles dus in twee landen!

En er speelt meer. Als topreferent centrum is het azM de spil in een netwerk
van algemene ziekenhuizen en de huisartsen in zijn adherentiegebied. Tegelijkertijd maakt het azM deel uit van het landelijke netwerk van academische centra. Verder bestaat in de Euregio Maas-Rijn nog de samenwerking
van het azM met enkele algemene en academische ziekenhuizen aan Belgische zijde (Luik, Leuven, Tongeren, Genk en Eupen). Het partnerschap van
azM en UKA is van invloed op de verhoudingen binnen deze regionale, landelijke en euregionale netwerken en heeft directe of indirecte gevolgen voor
de afspraken en taakverdelingen daarbinnen. De partners in deze netwerken
willen (niet terecht) geïnformeerd worden over de grensoverschrijdende
plannen van UKA en azM. Ook de huisartsen en – in Duitsland – de vrijgevestigde specialisten willen uiteraard weten waar en door wie hun patiënten worden behandeld als zij naar het azM of het UKA verwijzen, welke kwaliteit de zorg in het 'buitenland' heeft, met welke collega's zij te maken zullen krijgen, hoe de communicatie en samenwerking met die collega's gaan
verlopen, enzovoort.

Academische ziekenhuizen behoren tot de grootste werkgevers en de sterkste
motoren voor de sociaaleconomische ontwikkeling van een gebied. Daarom
zijn ook de regionale en euregionale overheden zeer geïnteresseerd in de
ambitieuze plannen van azM en UKA. Zij hebben daar immers direct en indi-

rect belang bij en kunnen de totstandkoming van een sterk grensoverschrijdend life-sciences- en gezondheidseconomisch cluster zowel politiek als financieel ondersteunen.

De regionale, nationale en internationale media besteden veelvuldig aandacht aan het majeure project van de academische ziekenhuizen in de Euregio Maas-Rijn en vragen de leiders regelmatig om nieuws over de voortgang of het ontbreken daarvan. Deze mediabelangstelling is van niet te onderschatten betekenis, omdat daardoor ook de burgers en patiënten in het adherentiegebied beter kunnen worden geïnformeerd.

Haalbaarheidsstudie

Om niet volledig in een 'terra incognita' te stappen, heeft het azM aan KPMG opdracht gegeven een studie te verrichten naar de haalbaarheid van het idee van een Europees Universitair Ziekenhuis. De hoofdconclusie was dat het zowel financieel als juridisch een haalbare kaart is. Wel moet er naar de mening van het bureau worden voldaan aan een aantal voorwaarden. De twee belangrijkste zijn dat er sprake moet zijn van één gemeenschappelijke strategie en één gemeenschappelijke leiding. Verder stelt KPMG voor om drie typen van samenwerking te onderscheiden en vorm te geven.

1 Centres of Excellence, waarin de zorg op het allerhoogste Europese topniveau wordt gebracht en geboden, en met een grote uitstraling tot ver buiten de (eu)regio.
2 Complementaire Zorgcentra, waarbij azM en UKA elkaars zwaartepunten in de desbetreffende topklinische/topreferente zorg aanvullen en de twee ziekenhuizen samen een zorgpakket op het hoogste kwaliteitsniveau garanderen.
3 Netwerken voor enkele topreferente specialismen waarin de experts van het azM en het UKA participeren en waardoor de hoogste kennis en kunde voor de patiënt op elke locatie beschikbaar worden (bijvoorbeeld oncologie en pediatrie).

Patiënt zo veel mogelijk dicht bij huis behandelen

In de haalbaarheidsstudie wordt benadrukt dat voor een succesvolle samenwerking de patiënten dicht bij huis in de voor hen vertrouwde ziekenhuislocatie moeten worden behandeld. Duitse patiënten dus vooral in Aken en Nederlandse patiënten in Maastricht. Dit was al uitgangspunt van beleid. Patiënten worden namelijk altijd het liefst dicht bij huis behandeld en willen bij de dokter hun eigen taal kunnen spreken. Verder zijn de medische en gezondheidscultuur nogal verschillend in beide landen, alsook de samenwerking met andere ketenpartners, zoals huisartsen. In eigen land zijn patiënten daarmee vertrouwd.

Er zijn voor het azM en het UKA nog andere redenen om de patiënt zo min mogelijk over de grens te laten komen. Ze worden hierna kort toegelicht.

Remmende financieringsregels

Het Nederlandse budgetteringssysteem biedt niet automatisch ruimte voor 'buitenlandse productie', waardoor het behandelen van patiënten uit het buurland per saldo niet tot extra opbrengsten voor het azM leidt. Wanneer het daarbij vooral gaat om topreferente en dus veelal kostbare zorg, is dit een fors financieel obstakel voor de samenwerking.

MRSA als belemmering

Antibioticumresistentie is een groeiend probleem. Het wordt momenteel genoemd als de grootste bedreiging van de gezondheid en heeft daarom een hoge prioriteit in het Europese gezondheidsbeleid. Tussen de landen in Europa bestaan echter grote verschillen in antibioticumresistentie. Zo is de prevalentie van MRSA (meticillineresistente *Staphylococcus aureus*) in Duitse ziekenhuizen ruim tienmaal hoger dan in ons land. Reden waarom Nederland een strikt protocol hanteert voor patiënten die uit het buitenland, in dit geval Duitsland, (terug)komen: zij worden als MRSA-drager beschouwd totdat het tegendeel is bewezen.

MRSA is niet alleen bedreigend voor de getroffen patiënt, maar vormt ook een risico voor de andere patiënten. Een MRSA-uitbraak stelt het ziekenhuis altijd voor forse organisatorische en financiële problemen. Afdelingen moeten worden gesloten en gedesinfecteerd, operaties moeten worden uitgesteld, personeel moet worden getest, evenals andere patiënten die nota bene moeten worden geïsoleerd als zij drager blijken te zijn. Het importeren van MRSA moet dus worden voorkomen. Het Nederlandse protocol schrijft voor dat personen die in het afgelopen halfjaar langer dan 24 uur in een buitenlands ziekenhuis verbleven of daar een invasieve ingreep hebben ondergaan (operatie, scopie, katheter enz.), bij opname in een Nederlands ziekenhuis geïsoleerd moeten worden verpleegd. Totdat op drie achtereenvolgende dagen uit bacteriologisch onderzoek van uitstrijkjes blijkt dat zij geen MRSA dragen. Geen aantrekkelijk idee voor een Duitse patiënt die eventueel naar het azM zou willen komen, of voor een Nederlandse patiënt die na een operatie in Aken naar het azM terugkomt.

Het zal duidelijk zijn dat het (effectieve) Nederlandse MRSA-beleid de grensoverschrijdende patiëntenmobiliteit en de uitwisseling van artsen tussen azM en UKA niet gemakkelijker maakt. In het Europese project EurSafety Healthnet worden echter onder meer MRSA-protocollen ontwikkeld die beter hanteerbaar zijn in grenslandziekenhuizen.

European Cardio Vascular Centre (CVC)

De samenwerking tussen azM en UKA is momenteel het verst gevorderd met betrekking tot de vaatchirurgie. Er is een euregionaal Vaatchirurgisch Centrum tot stand gekomen dat onder leiding staat van één vaatchirurg die zowel in Aken als in Maastricht afdelingshoofd, hoogleraar en opleider is. Met name op het terrein van de chirurgie van het TAAA (thoracoabdominaal aorta-aneurysma) heeft het centrum een uitstekende en internationale reputatie. Een unicum is dat het azM als onderdeel van dit transnationale centrum inmiddels formeel door de overheid van Nordrhein-Westfalen is erkend als opleidingsziekenhuis voor Duitse vaatchirurgen. Het succes van de samenwerking werd onlangs onderstreept door de toekenning van een prestigieuze Vici-subsidie aan een van de gemeenschappelijke hoogleraren op dit gebied, een direct bewijs van de excellentie die door deze grensoverschrijdende synergie kan worden bereikt. Voorlopig is er nog een afdeling op beide locaties, maar een derde gemeenschappelijke locatie is in ontwerp. In dit Cardiovasculair Centrum (CVC) zullen behalve de chirurgische ook alle andere vasculaire disciplines en subdisciplines worden bijeengebracht. Het plan is het CVC te vestigen op Avantis, een bedrijventerrein op de grens tussen Nederland en Duitsland ter hoogte van Heerlen.

Europese regelgeving

De regelgeving voor de ziekenhuiszorg is vooral nationaal georiënteerd. Hoewel de respectieve overheden regelmatig hun bestuurlijke steun voor de Europese ambities van azM en UKA hebben uitgesproken, blijven de administratieve hindernissen groot.

De Europese regelgeving biedt nog maar weinig houvast. Enige jaren geleden is een Europese Dienstenrichtlijn van kracht geworden, de zogenaamde Bolkesteinrichtlijn. Hoewel de gezondheidszorg Europees ook als dienst wordt beschouwd, had het Europees Parlement er grote moeite mee de gezondheidszorg in deze dienstenrichtlijn op te nemen. Gezondheidszorg is te zeer traditioneel-cultureel bepaald en grijpt veel meer in iemands persoonlijke levenssfeer in dan bijvoorbeeld de service van de loodgieter. Er zou daarom een afzonderlijke Europese richtlijn voor de grensoverschrijdende gezondheidszorg worden opgesteld. Dat betekende hoop voor de samenwerkingspartners. De High Level Group on Health Services and Cross border Patient mobility deed het voorwerk voor zo'n richtlijn. Vervolgens gaf de Europese Commissie iedereen in Europa de gelegenheid om met wensen en gedachten over grensoverschrijdende gezondheidszorg te komen. Velen, waaronder het azM, de Euregio Maas-Rijn en patiëntenorganisaties, hebben deze open consultatie benut en de Europese Commissie hun visie gegeven, waarbij het azM concreet de samenwerking met het UKA voor ogen had.

Een eerste ontwerprichtlijn is in 2007 inderdaad geformuleerd door eurocommissaris Markos Kyprianou, die daarvoor ook het azM had bezocht. Door de sterk defensieve opstelling van enkele eurocommissarissen (lees protectionistische 'landen') mocht het ontwerp het bureau van de Europese Commissie niet verlaten en zag het pas na vele aanpassingen en verzwakkingen en met hulp van een nieuwe commissaris (Androula Vassiliou) in juli 2008 het daglicht. De politieke weerstand tegen een te liberale 'cross-border health' bleek echter nauwelijks verminderd. Op 1 december 2009 slaagden de Europese ministers er onder Zweeds voorzitterschap opnieuw niet in om de door het Europees Parlement al goedgekeurde richtlijn voor de rechten van de patiënt op zorg over de grens in Europa te aanvaarden. Dit notabene op de dag waarop het Verdrag van Lissabon – eindelijk – van kracht werd. Ook

tegen de compromistekst van de richtlijn die in 2010 door het Spaanse en
vervolgens door het Belgische voorzitterschap een fase verder werd geloodst,
houdt een aantal lidstaten toch nog serieuze bezwaren. De hoop van het azM
en het UKA op wettelijke ruggensteun vanuit Europa voor hun ambitieuze
plannen is na vijf jaar nog steeds ijdel gebleken.

Gelukkig gloort er ook Europees groen licht voor azM en UKA. Volgens artikel
168 van het Verdrag betreffende de werking van de Europese Unie (VWEU)
worden lidstaten immers aangemoedigd samen te werken om in de grensge-
bieden complementaire zorgvoorzieningen te realiseren. En dat is precies
een van de doelen van de alliantie van azM en UKA! Helaas wordt er in het
verdrag geen nadere uitwerking aan het artikel gegeven. Toch kan het een
basis geven waarop azM en UKA hun partnerschap zouden kunnen voortzet-
ten en verantwoorden. Door op dit wettelijke fundament verder te bouwen
aan hun samenwerking en hun ambitie voor het eerste Europese Universitai-
re Ziekenhuis, zullen zij niet alleen hun eigen plannen verwezenlijken,
maar tevens daadwerkelijk invulling geven aan de praktische betekenis van
het Europese verdrag. En dat zal ten goede komen aan eenieder in Europa,
maar vooral aan de Europese patiënt.

2b Niet de denkers maar de doeners maken de Europese zorgmarkt

M.J.G. Smeets

Marcel Smeets is partner bij Smeets, Stuger & De Vries, bestuurslid van stichting De Zorg-ambassade, Europees platform voor de Nederlandse zorgsector en zelfstandig adviseur Public Affairs in Den Haag en Brussel. Hij deed ervaring op in de Nederlandse en Brusselse zorgarena als algemeen directeur van AIM, de internationale koepel van zorgverzekeraars te Brussel, en als coördinator European affairs bij Zorgverzekeraars Nederland.

Verstandshuwelijk

Grensoverschrijdende zorg is niets nieuws onder de zon. Het fenomeen bestaat al sinds er grenzen en zorg bestaan. Dat het nu zo hoog op de agenda van Brusselse en nationale beleidsmakers prijkt, komt vooral doordat de theorie niet aansluit op de praktijk en best practices jammerlijk geproblematiseerd worden. Grensoverschrijdende zorg is daarmee een gemiste kans voor Europa en een schot voor open doel voor ondernemers in de zorg.

Er wordt wel eens beweerd dat de helft van alle Europese ziekenhuizen in een grensregio staat. Er zijn niet alleen veel ziekenhuizen, er zijn ook veel grenzen – tussen staten, maar ook binnen staten, zoals in geconfedereerde landen als Duitsland en Spanje. Allemaal kampen ze met een artificiële maar allesbepalende grens. Enkel 'Brussel' de schuld geven van de daaraan gelieerde problematiek, zou flauw zijn. Europa heeft het probleem alleen maar zichtbaar gemaakt – en vergeefs geprobeerd een oplossing te bieden. De Europese Unie en de gezondheidszorg zitten bovendien klem in een verstandshuwelijk. De contractuele basis is onderwerp van juridisch geharrewar en tot nog toe heeft het niet geleid tot enig huwelijksgeluk. Sterker nog, steeds luider klinkt de roep om een scheiding of aanscherping van de huwelijkse voorwaarden. Lidstaten hebben moeite met loslaten, zorgaanbieders vrezen de markt en patiënten claimen hun rechten. En het is jammer dat dat blijkbaar niet samengaat. Er zijn voldoende mooie initiatieven – zoals in de Euregio Maas-Rijn – maar deze lijken allemaal stukgeformaliseerd.

Toekomst voor EU-regulering?

Of een Europese richtlijn soelaas zal bieden, is nog maar de vraag. Want wat moet daarin staan? Recente pogingen om vanuit Brussel de Europese zorgmarkt te reguleren zijn jammerlijk mislukt. Ten eerste omdat er geen politieke wil is om tot één Europese zorgruimte te komen. Is het eigen stelsel immers niet het beste en leidt harmonisering niet alleen maar tot nivellering op het laagste niveau? Het subsidiariteitsbeginsel mag dan de basis zijn voor Europese politiek, in het zorgbeleid lijkt het toch vooral een machtsargument om 'Brussel' op veilige afstand te houden.

Ten tweede bestaat er nog lang geen Europese zorgmarkt. Regulering is pas zinvol op een Europees *level playing field* en zal pas aan de orde zijn zodra er duidelijkheid is over de markt, de regels en de spelers. Wie is aanbieder, wie is klant en wat hebben ze allemaal te bieden – en tegen welke prijs? Er is bijvoorbeeld nog steeds geen Europese enigheid over de definitie van 'het ziekenhuis', er zijn stelsels met restitutie- en naturaverzekeringen – met elk hun eigen klantdefinitie – en elke lidstaat hanteert nog steeds een ondoorgrondelijk, of in ieder geval verschillend tariefsysteem. Van al die lapjes kun je misschien een kat maken, maar toch zeker nog geen eenduidig zorgsysteem.

Ten derde breken de torenhoge ambities op en lijken de beleidsmakers te vaak te ver te willen gaan. Uitspraken van het Europees Hof van Justitie zijn nog lang niet volledig uitgekristalliseerd en er liggen nog zat vragen op de bordjes van de Luxemburgse rechters. Brusselse beleidsmakers lopen met een grote boog om deze heikele kwesties heen en produceren voorstellen die bij een eventuele aanname door het Europees Parlement en de lidstaten alweer achterhaald blijken te zijn. Bovendien bevatten de voorstellen vaak elementen die kunnen rekenen op de belangstelling van de Europese rechters, juist omdat ze de reikwijdte van het Europees Verdrag te buiten gaan. Een Europese Commissie die zich bezighoudt met de kwaliteit van de geboden zorg in de lidstaten, mag ervan uitgaan dat zij voortijdig wordt teruggefloten.

Ten vierde weten patiënten en zorgaanbieders eigenlijk ook niet wat ze van een Europese zorgmarkt willen. De beste dienst tegen de beste prijs mag misschien leidend zijn voor heel veel andere sectoren; de zorg lijkt toch af te wijken. Nabijheid van en bekendheid met de behandelaar blijken vaker doorslaggevend voor de keuze voor een ziekenhuis of specialist. Dat de beste arts zich in een ander land bevindt – en vooral een andere taal spreekt – is een hobbel die we niet met richtlijnen en verordeningen kunnen beslechten.

Een kwestie van geduld = Een kwestie van geduld

De praktijk blijkt dus weerbarstiger dan de theorie en het is duidelijk dat de Europese zorgmarkt zich niets van bovenaf laat opleggen. Is er dan helemaal geen hoop voor één zorgmarkt in de Europese Unie? Toch wel. Maar allereerst moeten we een beetje geduld oefenen. Immers, de Europese Unie bestaat pas vijftig jaar en het is eigenlijk een wonder dat we in zo korte tijd al zo ver zijn gekomen. We betalen met één munt, al onze stekkers passen in eenzelfde stopcontact en we hebben een gezamenlijke volksvertegenwoordi-

ging. Dat nog niet alle sectoren zijn geharmoniseerd – laat staan gesynchro-
niseerd – is een kwestie van tijd en het is de vraag wie de langste adem
heeft.

Bovendien – en dat is al een hele vooruitgang – is er een groeiend besef dat de
lidstaten alleen hun eigen problemen in de zorgsector niet kunnen oplossen.
De huidige financieel-economische crisis legt de vinger op de zere plek en zal
een gezamenlijke, Europese aanpak versnellen. Want ondanks alle in de
hoofdsteden gepreekte verschillen is er een gedeeld probleem. Vergrijzing,
voortschrijdende en vooral dure technieken en een afbrokkelende solidariteit
tasten ieder verschillend stelsel op precies dezelfde wijze aan.

Maar de sterkste en meest doortastende vector voor verandering en gelijkma-
king moeten we zoeken in de hoek van de zorgondernemers. Niet de Europese denkers maar de Europese doeners in de zorg zullen de basis leggen voor
een nieuwe pan-Europese zorginrichting en de theorie aanpassen aan de
praktijk. Met de patiënt als kompas zullen lokale en regionale initiatieven
zich meer en meer richten op de persoon en diens specifieke ziektebeeld. Het
accent zal verschuiven van *cure* naar *care* en van *daar* naar *hier*. Wie daarop
inspeelt, zal aan de basis staan van een nieuwe Europese zorgaanpak, waarbij niet het systeem, maar de patiënt centraal staat. Chronische ziekten,
preventie en techniek laten zich niets gelegen liggen aan nationale grenzen,
maar laten zich wel leiden door mensen die zorg en patiënt willen
samenbrengen.

3a Winst maken in de zorg, waarom eigenlijk?

L.H.L. Winter

Loek Winter is voorzitter van de Raad van Bestuur van MC Groep.

Innovatie

Als een *Centre of Excellence* (innovatief nieuw bedrijf) innovatie wil financieren, gaat dat bedrijf naar een *venture capitalist*. Dat geldt ook voor een starter met een vernieuwend idee. Op die manier wordt in een markteconomie geïnvesteerd in innovatie. Maar voor een zorgaanbieder is die mogelijkheid er vooralsnog niet. Dat maakt het moeilijk om innovatief te investeren.

Winst maken is een beladen term in de zorg, terwijl er wel winst wordt gemaakt. Het is echter niet het relevante soort winst: de winst die een beloning vormt voor risicovol investeren in de zorg. De hond bijt daarmee de staart. Er kan geen beloning zijn voor risico-investeringen (de motor achter innovatie in een markteconomie), maar tegelijkertijd wordt wel om innovatie en efficiencyverbetering gevraagd in de zorg. De zorg blijft daarmee een planeconomie die zich kenmerkt door lage rendementen. In een dynamische omgeving dienen de rendementen hoger te zijn, tot maximaal vijftien procent, om het hogere risico te dekken. Dat is een omgeving waarin innovatie gedijt.

Markteconomie versus planeconomie

Normale producten worden vrijwel allemaal in een marktomgeving geproduceerd. Daarin hebben consumenten een keuze en kunnen aanbieders concurreren en innoveren. De overheid stelt in een marktomgeving slechts regels wat betreft de randvoorwaarden waarbinnen zich het spel afspeelt. Denk aan arbeidsvoorwaarden, milieuregels en mededingingsregels. Zorg wordt echter vooral aangeboden in een omgeving die ik kenschets als een planeconomie. De overheid bepaalt de hoeveelheid en de prijs waartegen zorg aangeboden mag worden. Denk aan het Functioneel Budget in ziekenhuizen, het Budgettair Kader Zorg en de regels wat betreft toetreding en opleiding van medisch specialisten. Als ondernemer in het ziekenhuis bevind ik mij, met uitzondering van het B-segment, op een planeconomisch eiland. Alle diensten en producten 'om het ziekenhuis heen' worden immers in een marktomgeving geproduceerd en aangeboden. Denk aan de cateraar, de leverancier van medische apparatuur, maar ook aan de begrafenisondernemer. Kennelijk vinden we dat normaal. Zelfs banken geven zorgondernemingen veel makkelijker geld onder voorwaarden waartegen dit in een markteconomische omgeving nooit zou gebeuren.

Een planeconomie rijmt alleen niet met klantgericht denken. Voorbeeld is de Trabant, een massaproduct waarbij kwaliteit en klantgerichtheid niet vooropstonden. Klantgerichtheid in de zorg betekent: service, aandacht, keuze. Daar ontbreekt het vaak nog aan. Het medisch proces daarentegen is over het algemeen prima.

In de Nederlandse curatieve gezondheidszorg hebben besluiten, net als in een planeconomie, een politiek karakter. Belangenafweging vindt plaats volgens vaststaande procedures. Ziekenhuizen en de instellingen die zich van overheidswege met de zorg bezighouden, zijn daarmee politieke systemen geworden. De procedure is leidend. Bestuurders vragen zich bij besluiten af of zij wel voldoende gedekt zijn. Maatschappen spelen volop mee in dat politieke spel. In een politiek systeem is daadwerkelijk sturen complex en moeizaam. In het B-segment is sturen wél mogelijk. Dat is waar ziekenhuizen naartoe moeten als zij echt willen sturen op klantgerichtheid. Een ziekenhuis besturen met een B-segment én een A-segment werkt echter niet goed.

De aandeelhouder

Een nieuwe actor is nodig om echt sturen op klantgerichtheid mogelijk te maken: de aandeelhouder. De aandeelhouder kan een katalyserende rol spelen bij het versterken van klantgerichtheid. Op dit moment wordt geld verstrekt aan zorginstellingen omdat banken geloven in hun goede bedoelingen. Het is als collectief geld stoppen in een collectebus. Een aandeelhouder, of dat nou een groot pensioenfonds is of Tante Agaath, stelt rationele vragen. Een aandeelhouder voelt zich niet gehinderd door politieke belangen en kijkt kritisch naar de prestaties van een zorginstelling.

Een aandeelhouder kan verschillende verschijningsvormen aannemen in de zorg. Het kunnen medische maatschappen zijn die (mede-)eigenaar zijn van de zorginstelling waar zij werken. Het kan een klassieke grootaandeelhouder zijn, maar ook, zoals gezegd, Tante Agaath die een aantal aandelen beheert. Daarnaast zijn investeringen van *informal investors* denkbaar, maar ook *private equity*-partijen en *venture capitalists*. Informele investeerders, zoals ex-ondernemers, brengen bedragen in tot een miljoen euro, *venture capitalists* kunnen wel tien tot honderd miljoen euro investeren.

Het *soort* aandeelhouder heeft effect op de wijze waarop een zorginstelling aangestuurd wordt. Een bank of een kleine aandeelhouder brengt vooral geld in, maar kan of wil zich niet expliciet bemoeien met het beleid. Een *venture capitalist* gaat zich daarentegen wel actief bemoeien met het beleid van de zorginstellingen waarin geïnvesteerd wordt, bijvoorbeeld door het aanstellen van commissarissen of bestuursleden. Ik noem dit soort investeringen daarom 'slim geld': er komt niet alleen geld maar ook *knowhow* en een kritische geest binnen. Er wordt slagkracht geëist, bijvoorbeeld door een goede positie in de Raad van Bestuur. Wat deze aandeelhouders gemeen hebben, is dat ze allen de activa op de balans van een zorgaanbieder versterken. Er komt een stroom van privaat geld naar de zorg op gang die in de financiële positie van zorgaanbieders stabiliteit kan brengen.

Om de katalyserende actor 'aandeelhouder' binnen te brengen in de zorg, is het nodig winst te mogen uitkeren. Er ontstaat dan wel een discussie over de vraag aan wie de rendementen van goed presteren moeten toekomen. Toen wij met de MC Groep de IJsselmeerziekenhuizen overnamen, hebben wij geïnvesteerd in een ziekenhuis dat waarschijnlijk een *badwill* had van minus twintig miljoen euro. Wij hebben vijf miljoen euro strategisch geïnvesteerd, waarna de overheid achttien miljoen euro balanssteun heeft gegeven om te voorkomen dat het ziekenhuis failliet zou gaan. Als de waarde van het ziekenhuis nu groeit, komt het rendement naar mijn mening toe aan degene die een risicovolle investering heeft gedaan. Als de overheid had willen meeprofiteren van een waardestijging, had zij (risico)aandeelhouder moeten worden.

Voorwaarden voor klantgerichte zorg

Klantgerichte zorg ontstaat daar waar een risicodragende investering is gedaan en klantgericht gewerkt moet worden om die investering rendabel te laten zijn. Een aandeelhouder stelt doelen en spreekt de zorgaanbieder aan op het niet of niet tijdig bereiken van die doelstellingen. Dat stimuleert klantgericht werken, omdat rendement alleen behaald kan worden als je klanten bindt. Zorgaanbieders moeten dus kwaliteit en service bieden en zich daar continu in verbeteren. Het aandeelhouderschap zorgt zo voor verbetering en vooruitgang. Vergelijk hier de ontwikkelingen in de productie van de Trabant nog maar eens met die van bijvoorbeeld een BMW. Continue verbeterslagen zorgen door de jaren heen voor een beter, veiliger en mooier product dat bovendien sneller wordt geleverd en met meer service. Op deze wijze wordt er veel meer waarde gecreëerd.

De genoemde voorwaarden voor klantgerichte zorg ontstaan alleen in een marktomgeving waarin keuze en concurrentie mogelijk zijn. Het overgrote deel van de curatieve zorg voldoet aan de voorwaarden om te kunnen opereren in een markteconomie. Ik denk daarbij aan zeker tachtig tot negentig procent. Voor spoedeisende zorg, en zorg op plaatsen waar niet of nauwelijks keuze in aanbod kan bestaan – denk aan de situatie in Emmeloord – zal een collectieve, planeconomische oplossing nodig blijven. Voor het overige is een markteconomie de beste voorwaarde voor klantgerichte zorg. De overheid dient dan alleen de randvoorwaarden van kwaliteit en solidariteit te bewaken. Een marktomgeving stimuleert ook specialisatie van het zorgaanbod, wat de kwaliteit van zorg ten goede komt. In 1990 al ben ik met Jaap Maljers een kliniek begonnen waarin we focus aanbrachten in ons aanbod. Het volume dat we daarmee konden aanbieden, zorgde voor een hoge kwaliteit.

De voorwaarden voor klantgerichte zorg zijn niet aanwezig in de oude stichtingsstructuur van een ziekenhuis. Een stichting is een 'politieke' organisatie die belang heeft bij rust, lief zijn voor iedereen en het voorkomen van nieuwe ontwikkelingen. Dat is dus geen vehikel waarbinnen verbetering op weg naar klantgerichte zorg tot stand komt. Hoe kan het anders dat wij in minder dan een jaar tijd bij de IJsselmeerziekenhuizen een verlies van twaalf miljoen euro *omturnen* tot een winst van drie miljoen? In een normaal bedrijf zouden zulke enorme verbeterslagen niet kunnen bestaan, omdat zij jaarlijks al verbeteringen bewerkstelligen. De slagkracht die een aandeelhouder zal eisen, zorgt ook voor een vliegwieleffect binnen de organisatie. Er zal sneller en kritischer op resultaat worden gestuurd en dat op een wijze die in een democratische organisatiestructuur niet denkbaar is. Want een democratische omgeving creëert gedrag dat is gebaseerd op draagvlak en niet op slagkracht. Neem als voorbeeld Schiphol: Cerfontaine, hoewel een zeer capabel bestuurder, lukt het slechts om in vijftien jaar één landingsbaan extra te realiseren. In Dubai, China of Atlanta wordt in dezelfde periode uit het niets gewerkt aan de grootste luchthavens ter wereld. In de democratieën zoals zorgorganisaties is 'je best doen' al genoeg, maar in die setting komen verbeteringen trager tot stand en dat maakt de zorg onnodig duur en onvoldoende vernieuwend en klantgericht. De 'maatschappelijke onderneming' als toekomstig juridisch alternatief voor een stichting biedt geen meerwaarde. De bestaande alternatieven (bv's, nv's en coöperaties) zijn toereikend.

Solidariteit en tweedeling

Bij de organisatie van de zorgmarkt gaat het om de vraag welk deel van de zorg collectief georganiseerd moet worden en welk deel het beste op een vrije markt tot stand komt. Het gaat daarbij om het maken van keuzes, die vergelijkbaar zijn met de keuze voor het in stand houden van een inefficiënt boemellijntje in de polder, of de postbezorging in Appelscha. Met betrekking tot de zorg gaat het om beschikbaarheidsfuncties, traumatologie en delen van complexe oncologie. Die delen van de zorg dienen collectief georganiseerd te worden, dat is ook een groot goed. Maar het overgrote deel van de zorg, negentig procent ervan, kan in een omgeving van vraag en aanbod tot stand komen. Denk aan de diagnostische centra die we in Amsterdam hebben opgezet, de zorgcentra voor vrouwen, orthopedische zorg, zorg voor chronische aandoeningen, bewegingszorg, enzovoort. Ik sluit niet uit dat er op die gebieden wel verschillen zichtbaar zullen zijn in termen van welstand, maar die verschillen waren en zijn er op alle gebieden in onze samenleving. Zie figuur 3.1 ter verduidelijking.

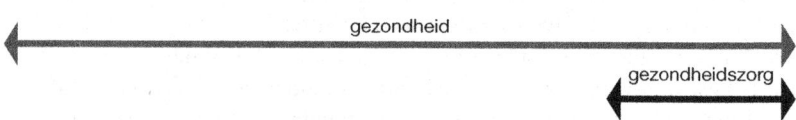

Figuur 3.1 Spectrum van gezondheid en gezondheidszorg.

Gezondheidszorg maakt slechts een beperkt deel uit van het hele spectrum van 'gezondheid'. De gezondheid van iemand wordt onder meer bepaald door levensstijl, voeding, omgeving, cultuur, afkomst en genetica, opleiding en werkzaamheden, enzovoort. Op al die gebieden accepteren we verschillen, ook in welstand. Gezondheidszorg vormt het laatste deel van het spectrum en ook daar zijn verschillen in welstand waar te nemen. Dat is niet erg zolang we de collectief bepaalde basisfuncties maar voor eenieder toegankelijk en kwalitatief goed houden.

De betaalbaarheid van de zorg staat echter onder druk als er geen impuls van rationeel gedrag komt. De zorgvraag blijft groeien in de toekomst. Niet alleen door vergrijzing, maar ook door een toenemende behoefte aan zorg bij toenemende rijkdom en de innovaties die in het zorgaanbod gedaan worden. De zorgvraag is een *fireball you cannot stop*. De gelden groeien echter niet in dezelfde mate mee. Dat betekent voor de zorgaanbieder: beter inkopen, niet doen waar je niet goed in bent, eerlijk kijken naar de toegevoegde waarde van het zorgaanbod. Als op die manier, zoals wij in Lelystad gedaan hebben, zeker tien procent bespaard kan worden van de ruim twintig miljard euro die we aan curatieve zorg uitgeven, dan is dat een hele stap.

Ik kijk daarbij naar drie aspecten in mijn organisatie.

1 *Personeel*. We hadden op sommige plaatsen te veel mensen en op sommige plaatsen disfunctionerende mensen, ook specialisten. Daar saneren we. Dat doen we zonder gedwongen ontslagen en vrijwel zonder grote juridische problemen. Maar we doen het wel en laten dus zien dat het kan in de zorg.

2 *Apparatuur*. Er bleek veel apparatuur en informatie- en communicatietechnologie (ICT) in het ziekenhuis aanwezig die niet of onvoldoende gebruikt werd. Of waarvan de servicecontracten nog betaald werden zonder dat er gebruik van werd gemaakt. Daar zijn we mee gestopt. Daarnaast hebben we zoals gezegd flink gesneden in de inkoop; minder leveranciers, tegen een hoger volume en een vaste periode, maar voor een sterk gereduceerde prijs. Daar gaan zij mee akkoord.

3 *Gebouw*. Van de ongebruikte of niet optimaal gebruikte oppervlakte gaan we een deel verhuren. Andere ziekenhuizen of zorgaanbieders, ook concurrenten, kunnen hier de zorg aanbieden waarin zij beter zijn dan wij. Zo krijgen de mensen goede zorg terwijl wij alleen het gebouw leveren.

Deze drie aspecten betekenen een forse bezuiniging maar ook betere zorg, waar het allemaal om gaat. Dat is rationeel en wat mij betreft de winst.

3b   Winst in de zorg, trekpaard of Bokito?

M.F.M. Canoy

Marcel Canoy is chief economist bij Ecorys en hoogleraar economie van de gezondheidszorg bij de Universiteit van Tilburg.

Discussies over marktwerking in de zorg verlopen vaak langs ideologische lijnen. Voorstanders bewieroken de zegeningen van de markt, vinden overheidsingrijpen onnodig betuttelend of verstikkend en doen luchtigjes over eventuele nadelen van de vrije markt. Tegenstanders vinden dat zorgverlening zich niet leent voor de markt en associëren marktwerking met graaien aan de top, *cherry picking* en erosie van solidariteit. Karikaturen zijn vaak grappig, maar de discussie over marktwerking in de zorg schiet er weinig mee op.

Winst in de zorg

Loek Winter concentreert zich in het voorgaande hoofdstuk op één aspect van marktwerking, namelijk het verschaffen van privaat kapitaal en het maken en uitkeren van winst. Een logische discussie. In toenemende mate zijn ziekenhuizen verantwoordelijk voor hun eigen financiële huishouding, inclusief vastgoed. Traditioneel kijken ziekenhuizen naar de overheid als kapitaalverschaffer. Nu de overheid op zwart zaad zit, is het niet zo gek te bezien onder welke voorwaarden zorginstellingen gebruik kunnen maken van privaat geld.

Maar privaat kapitaal in de zorg, is dat niet eng? In de aanloop naar de Tweede Kamerverkiezingen heeft voormalig PvdA-leider Wouter Bos in de Den Uyl-lezing private partijen vergeleken met de gorilla Bokito. Zijn ervaring met de financiële sector gold als inspiratiebron om de marktwerking in de zorg een halt toe te roepen. 'De markt gedraagt zich soms als Bokito. Je kunt heel lang denken dat je hem onder controle hebt, maar op een dag doet hij toch wat zijn reflexen hem ingeven. Uiteindelijk geeft een hele brede diepe greppel meer zekerheid dan een goede dompteur.'

De vraag is of deze analogie in de gezondheidszorg opgaat. De ervaringen met privaat kapitaal in het Slotervaartziekenhuis en de IJsselmeerziekenhuizen zijn nog te recent om goed te beoordelen, maar met Bokito heeft het weinig te maken. Ook in het buitenland (Verenigde Staten, Duitsland, Zweden) zijn de ervaringen met privaat kapitaal lang niet slecht. De zorg leent zich namelijk helemaal niet voor snel geld. De aard van de zorg en de bijbehorende risico's zijn van dien aard dat het veel meer voor de hand

ligt dat die partijen aantrekt die voor de lange termijn gaan. De vraag is
redelijk verzekerd en het appelleert aan maatschappelijk verantwoord
ondernemen.

Het blijft zo dat bijvoorbeeld ziekenhuizen die winst maken, maatschappelijke weerzin opwekken. Men kan winst moeilijk rijmen met de menselijke
maat die past bij het genezen van mensen. Maar is deze angst terecht?

Ziekenhuizen (nou, een aantal tenminste) maken al vele jaren winst. Apothekers, zorgverzekeraars en toeleveranciers maken ook winst. Specialisten
verdienen ook een royaal belegde boterham. Banken verschaffen vreemd vermogen in de vorm van achtergestelde leningen en ontvangen daarvoor vaak
een aanzienlijke risicopremie. Winst in de zorg is dus niets nieuws.

Ook zijn er genoeg sectoren waar winst en de menselijke maat hand in hand
gaan. Zelfs in de op dit moment weinig populaire bancaire sector kent men
de Triodos Bank of de microkredieten die door de Grameen Bank verleend
worden. Iets voor andere mensen betekenen en er tegelijkertijd zelf beter
van worden vormt al sinds Adam Smith de basis voor een gezonde economie.

Ondertussen hebben ziekenhuizen meer financiële verantwoordelijkheden
gekregen en kampen ze vaak met hoge schulden. Tegelijkertijd vragen de
vergrijzing en de schaarste aan personeel om forse investeringen in techno-
logische en organisatorische innovaties. Het is niet eenvoudig een elegante
oplossing te vinden voor deze toenemende behoefte aan risicodragend kapitaal van ziekenhuizen. Meer ruimte voor privaat kapitaal en winst bij ziekenhuizen kan uitkomst bieden, omdat het private investeerders kan verlei-
den te investeren in de gezondheidszorg. Dan hoeft de sector niet alleen de
hand op te houden bij de overheid.

Het aantrekken van privaat kapitaal is ook het logische sluitstuk van het
beleid dat is ingezet. Doordat men de zorg meer en meer uit eigen omzet
dient te financieren, is het onontkoombaar dat instellingen zelf meer risico's lopen. Dit vergroot hun behoefte aan risicodragend vermogen dat in
slechte tijden kan fungeren als stabiliserende factor. Het op peil houden van
zorg als arbeid en kapitaal schaarser worden, vraagt om stakeholders die
waken over efficiënt gebruik van deze middelen. De zorgkwaliteit dient
daarbij voorop te staan, maar wordt al bewaakt door de Inspectie voor de
Gezondheidszorg, de Nederlandse Zorgautoriteit (NZa), patiëntenverenigingen, de politiek en de media.

Private investeerders hebben prikkels om te zorgen dat de winst ook goed
wordt geïnvesteerd in het ziekenhuis. Zij kunnen op lange termijn het beste
rendement halen op hun investering. Zij houden zo het management scherp
en kunnen nuttige financiële expertise inbrengen. Dit stimuleert maatschappelijk ondernemerschap in de zorg. Investeerders kunnen zorgen dat
zorginstellingen zich concentreren op die activiteiten waarin ze goed zijn.
Slechte prestaties worden niet langer met de mantel der liefde bedekt.

Winters verhaal

Winter schrijft dus een uiterst relevant verhaal. Eerst plaatst hij een aantal algemene observaties. Het injecteren van privaat kapitaal in de zorg en winstuitkering passen logischerwijze bij elkaar. Het kabinet-Balkenende IV en de Tweede Kamer zagen privaat kapitaal wel zitten, maar weigerden de logische gevolgtrekking te maken dat private kapitaalverschaffers dan ook rendement en inspraak willen. Wil je dat de patiënt centraal komt te staan, dan is een marktgerichte benadering ook meer voor de hand liggend dan een aanbodgestuurde organisatie.

Vervolgens wijst Winter, geïnspireerd door zijn ervaringen met de IJssel-meerziekenhuizen, op drie punten waar een marktgericht ziekenhuis winst kan behalen ten opzichte van de huidige ziekenhuizen: personeel, apparatuur en gebouwen. Jammer genoeg werkt Winter dit niet helemaal uit, want juist daar zit mijns inziens de toegevoegde waarde van zijn stuk. Het is leuk te horen dat er in Lelystad het nodige bespaard kon worden, maar er ging dan ook wel een heleboel mis in Lelystad. In welk opzicht zijn de punten te veralgemeniseren? Welke aanwijzingen zijn er dat er grootschalige ineffi-ciënties zijn op die terreinen? Het zou best kunnen dat die er zijn, maar Winter gaat niet verder dan anekdotische evidentie en dat zou ik in deze beschouwing als een gemiste kans willen benoemen, want ik zou er graag meer over willen weten.

Naar mijn mening doet Winter mee in wat ik hiervoor heb omschreven als een strijd der karikaturen. Zo worden ziekenhuizen weggezet als politieke organisaties die alleen maar lief voor iedereen willen zijn, daarbij geheel voorbijgaand aan de majeure culturele veranderingen die ziekenhuizen heb-ben doorgemaakt sinds de stelselwijziging. Misschien gaan die veranderin-gen voor ondernemers als Winter niet snel genoeg – dat kan ik me best voor-stellen – maar ze ontkennen is het andere uiterste. Ook vergelijkingen van Schiphol met Dubai of het boemellijntje in de polder gaan niet volledig op en dragen in die zin onvoldoende bij tot een zinvolle discussie over winst in de zorg.

Randcondities

Tot slot doet Winter naar mijn mening wat luchtig over de taak van de over-heid in de curatieve zorg, die volgens de Winter voor negentig procent in de vrije markt kan plaatsvinden. Hoezo vrije markt? Patiënten rekenen contant af met aanbieders die zelf de prijs bepalen? Aanbieders mogen patiënten weigeren? De verzekeringsmarkt ongereguleerd? Toetreding bij onderwijs en aanbod volledig vrij?
Een vrije markt bij de zorg is een illusie, bestaat nergens ter wereld en is op geen enkele wijze nastrevenswaardig. Het is te makkelijk om de taak van de overheid in een zinnetje af te doen met: 'De overheid dient alleen randvoor-waarden van kwaliteit en solidariteit te bewaken.' Want zo simpel is het

niet om de overheidstaak op zodanige wijze vorm te geven dat er ruimte voor ondernemerschap geboden wordt en tegelijkertijd kwaliteit en solidariteit gegarandeerd worden. Ik had liever gezien dat Winter had beschreven hoe de overheid dit kan doen en wat daarbij de risico's zijn.

Winter heeft ongetwijfeld het gelijk aan zijn zijde dat er thans te weinig ruimte is voor ondernemerschap in de zorg. Het nieuwe kabinet-Rutte/Verhagen lijkt deze kant op te willen gaan. Doorbreek het taboe op winstuitkering en begin rustig met experimenten. Als die goed uitpakken, kunnen we verder zien of privaat kapitaal echt op Bokito lijkt of (waarschijnlijker) een trekpaard wordt voor de zorg. Als Winter zijn ervaringen verder uitwerkt en recht doet aan de rol van de overheid, draagt zijn verhaal nog beter bij aan de nodige discussie over privaat kapitaal in de zorg.

4a To merge or not to merge?

W. Geerlings

Willem Geerlings is voorzitter van de Raad van Bestuur van Medisch Centrum Haaglanden.

Waarom samenwerken en met wie?

Ziekenhuisorganisaties worden in de komende jaren heringericht. Kantelingen en/of resultaatverantwoordelijke eenheden (RVE's) zijn hierbij ondergeschikt en vormen maar een beperkt onderdeel van het dienen van de patiënt. De inhoud gaat het beleid bepalen.

Op bepaalde gebieden (diabetes mellitus, COPD (chronisch obstructief longlijden), hartfalen) ontstaat samenwerking met de eerste lijn in wisselende vormen. Of hier de ziekenhuisorganisatie, de eerstelijnsinrichting dan wel nieuwe vormen zullen prevaleren, moet worden afgewacht. Zeker is wel dat er minder ziekenhuis (lees: meters) nodig zal zijn om die zorg te bieden en dat zeker aan ziekenhuiszijde bundeling, meestal regionaal, zal ontstaan. Naast deze onzekerheid, waarvan de ontwikkeling zeker te beïnvloeden is door professionals en ziekenhuismanagement, blijft bepaalde ziekenhuiszorg aan het ziekenhuis verbonden. De paradox is dat dergelijke ziekenhuiszorg (bijvoorbeeld oncologie, traumatologie, electieve neurochirurgie, intensive care) onafwendbaar geconcentreerd zal gaan worden. Deze ziekenhuiszorg kenmerkt zich door een kostbare, ingewikkelde infrastructuur, schaarse kennis en kunde, een laag volume en hoge beschikbaarheid. Tegelijk ondervinden de ziekenhuizen concurrentie in electieve hoogvolumezorg (liesbreuken, galblaasoperaties enz.). Op deze drie fronten zullen ziekenhuizen zich moeten heroriënteren. De coöperatie van het Medisch Centrum Haaglanden (MCH, Anthoniushove & Westeinde), het Bronovo Ziekenhuis, het Lange Land Ziekenhuis en het Groene Hart Ziekenhuis is hiervan een voorbeeld.

Voorgeschiedenis en voorbodes

Sinds 2006 overleggen medisch specialisten en management van de genoemde ziekenhuizen met elkaar in wat eerst de A12-samenwerking en nu de Coöperatie heet. Al in 2007 meldden bestuurders en specialisten dat zij het onwaarschijnlijk achtten dat het ziekenhuis het huidige takenpakket adequaat zou kunnen blijven vervullen. 'Alleen redden we het niet' werd door eenieder onderschreven. Met name de 'echte' ziekenhuiszorg, die om kwalitatieve redenen concentratie afdwingt, is in een stroomversnelling gekomen.

Als eerste voorbeeld geldt de intensive care (IC). Intensivisten hebben zich beijverd om IC-afdelingen in levels in te delen (1, 2, 3) naar onder andere zorgzwaarte, infrastructuur en regionale afspraken. De Inspectie voor de Gezondheidszorg (IGZ) heeft deze indeling in de loop van 2008 verheven tot waarheid.

De omschrijving van dit onderdeel van de ziekenhuiszorg was voorgesteld door de Nederlandse intensivisten, die hierbij werden geholpen door het Kwaliteitsinstituut voor de gezondheidszorg CBO. Geen van de koepels van ziekenhuizen (Nederlandse Federatie van Universitair Medische Centra (NFU), NVZ vereniging van ziekenhuizen) had zich akkoord verklaard, maar de IGZ volgde de voorliggende indeling. De reden hiervoor is simpel. Het publiek vroeg erom via krant en tv en de koepels hadden en hebben geen alternatief. Dit leidde tot onverkwikkelijke media-uitingen waarbij IC-afdelingen slecht werden bevonden door de IGZ en met sluiting werden bedreigd. Pyrrhus won en voorlopig werd geen afdeling gesloten. Alleen iemand die doof en blind was, kon echter ontgaan dat om goede redenen samenwerking tussen IC-afdelingen of zelfs sluiting van niet aangesloten kleine IC-afdelingen in het verschiet lag.

Onmiddellijk zijn de vier betrokken ziekenhuizen een samenwerking gestart op IC-gebied. Aangevoerd door de intensivisten is inmiddels bereikt dat duidelijk en erkend is welk level IC op welke locatie aanwezig is. Protocollen worden gelijkgeschakeld, overleg wordt gecoördineerd, personeelsbeleid is in ieder geval medisch in drie van de vier ziekenhuizen gelijkgetrokken. Daarnaast is in het kader van de indeling in levels verwijsbeleid ingesteld en overleg over patiënten en is een ambitie geformuleerd.

Inmiddels kondigen meer voorbeelden zich aan. De Dutch surgical colon audit bereidt ons voor op concentratie bij de behandeling van dikkedarmkanker. De aanstaande intraoperatieve radiotherapie bij borstkanker en de verwachtingen omtrent de verlangde aantallen operaties bij vrouwen met die aandoening, voorspellen een volgende concentratiegolf. In Nederland trekken specialisten, media en patiëntenverenigingen deze revolutie. De keuze is simpel: óf er komen grote klinieken waar combinaties van zorg worden aangeboden (ziekenhuizen met speciale aandacht) óf er ontstaan categoriale instituten.

De ervaring leert dat om categoriale instituten te laten slagen, bijvoorbeeld bij een kankerkliniek, vaak snel behoefte ontstaat aan een goede IC-afdeling, cardiologische, pulmonologische en andere expertise. Het advies luidt dan ook op dit gebied niet nogmaals in de val te trappen door de voorspelbare en niet goedkope route van categoriale ziekenhuizen in te slaan en zo opnieuw het ziekenhuis uit te vinden.

Specialisten tonen initiatief

Vanaf het moment dat medisch specialisten in Nederland via kwaliteitskaders concentratie en/of spreiding afdwingen, voeren zij dit proces mede aan. Bijzonder is dat vaak op vrijdagmiddag, liefst in Utrecht, een wetenschappelijke vereniging van specialisten een lijvig stuk onderschrijft, dat de maandag daarna in overleg met de Raad van Bestuur van het ziekenhuis tot grote existentiële problemen kan leiden. De lat is op vrijdag zo hoog gelegd dat men daar op maandag allen onderdoor rent. Dit heet ook wel 'Domus Medica Paradox'. De IC-afdeling, maar ook oncologie, traumatologie en verloskunde zijn hiervan fraaie voorbeelden.

In de coöperatieziekenhuizen hebben medisch specialisten deze opdracht tot concentratie, waar nuttig, niet alleen begrepen maar ook tot beleid van de coöperatie verheven, waardoor de lat wel op reële hoogte blijkt te liggen. Deze 'voorkant' van het ziekenhuis wordt in hoge mate gedragen door de besturen van medische staven die ook deel uitmaken van de algemene ledenvergadering van de coöperatie. Om de zorg voor onze patiënten regionaal te kunnen blijven garanderen, werken specialisten nauw samen om waar mogelijk zorg dicht bij het eigen ziekenhuis te bieden (dialyse, diagnostiek) en, daar waar nodig, betrokken te zijn bij concentratie van zorg (oncologie, IC-level 3 enz.). Specialisten die hiervoor 'gaan', willen ook meestal een nieuwe opzet van de hoogvolumezorg (liesbreuk enz.). Als efficiëntie en kwaliteit in samenwerking makkelijker kunnen worden gerealiseerd, zal een dergelijke samenwerking in de context van marktwerking sterk staan. Naast algemene zorg (nog nader te definiëren) zullen de betrokken ziekenhuizen zich dus verschillend blijven ontwikkelen.

De 'achterkant' van het ziekenhuis – bestuur, toezicht en dergelijke – zal dit mogelijk moeten maken door onder meer verrekening, gezamenlijke inkoop en afstemming wat betreft ICT-systemen (informatie- en communicatietechnologie). In de coöperatie dreigt teleurstelling bij de medisch specialisten als de individuele ziekenhuizen de coöperatie niet bestuurlijk en financieel tot prioriteit benoemen. Een voorbeeld is de Obesitaskliniek West, een samenwerkingsverband in de vorm van een besloten vennootschap tussen chirurgen, coöperatie en een private partner. Verrekening bleek daar het moeilijkst!

Ook de PET/CT-scan (positronemissie-/computertomografie) voor de vier ziekenhuizen draaide al voordat de business case tot contracten had geleid. Zeker is dat zonder de coöperatie in minimaal twee van de vier ziekenhuizen nu een PET/CT-scan zou zijn geïnstalleerd.

Valkuilen

De rol van *medisch specialisten* is hiervoor beschreven. Cruciaal voor het succes is hun ambitie en enthousiasme voor het werken in de regio te vertalen naar landelijke initiatieven. Degenen die hieraan niet willen deelnemen, met name op de belangrijke onderwerpen, zullen onder zware collegiale druk worden gezet. Financiën worden vaak als aanzienlijk probleem aangevoerd, maar meestal dient het geld de ontkenning van de onderliggende problemen. Problemen met geld kunnen worden opgelost, onwil en onkunde meestal niet.

Verpleegkundigen spelen een essentiële rol in deze ontwikkeling. Leidinggevenden moeten verpleegkundigen de kans geven zich te ontwikkelen binnen de coöperatie, bijvoorbeeld nurse practitioners bij zowel bijzondere zorg, zoals neurochirurgie, en physician assistants bij hoogvolumezorg. De kans om in meer ziekenhuizen te kunnen werken is ook voor verpleegkundigen een verrijking. *Ondersteuners* (ICT, financiën, logistiek enz.) zullen zich ondertussen gaan realiseren dat een goedkopere en betere ondersteuning van hen wordt verwacht en mogelijk is.

Bestuurders kunnen deze samenwerking succesvol leiden als ze voorbeeldgedrag en moed tonen. Voorbeeldgedrag vertaalt zich door één bestuurder het mandaat te gunnen over bijvoorbeeld de IC-afdelingen in de vier ziekenhuizen. Dit is bij de coöperatie inmiddels gerealiseerd. Bestuurders zullen de samenwerking moeten blijven prioriteren en zelf leiding moeten geven aan vaak ingewikkelde processen.

Er is lef voor nodig om de samenwerking in de coöperatie zover door te laten gaan dat de matrix net gaat knellen en samen met toezichthouders en medewerkers moet worden gezocht naar nieuwe organisatievormen. Toezichthouders moeten de individuele activiteiten en gevolgen kunnen blijven zien van hun ziekenhuis en samen met de bestuurders de organisatievorm aanpassen als het overzicht door het succes van de samenwerking minder scherp wordt.

Zo kunnen nieuwe ketens van ziekenhuizen ontstaan die hoogwaardige zorg leveren door juiste concentratie en/of volumevergroting. Deze ketens zullen hun omgeving van algemene ziekenhuiszorg voorzien, een betaalbaar alternatief voor zelfstandige behandelcentra (ZBC's) bieden, zonder dat eerst een ander bestuurs- en toezichtmodel moet worden toegepast en alle energie uit de medewerkers wordt geperst. Dat daarbij verzakelijking zal ontstaan van de 'achterkant' van het ziekenhuis is een gegeven. Wat de Nederlandse Mededingingsautoriteit hiervan vindt, is boeiend, maar ondergeschikt aan de binnen de coöperatie, nu al, gestegen kwaliteit ten behoeve van de patiënt en de nu al bereikte financiële voordelen ten behoeve van de premiebetaler en premiedoorgever.

4b Samenwerking en de toezichthouder(s)

J.J.M. Sluijs

Jan-Koen Sluijs is advocaat bij Legaltree te Den Haag.

De samenwerking van de Coöperatie Ziekenhuizen spreekt tot de verbeelding. Geen *Keeping up with the Joneses*, maar zelf nadenken over wat de te bereiken doelen zijn en vervolgens de keuze maken om op deelgebieden samen te werken. Een samenwerking die is gericht op efficiëntie en effectiviteit en daardoor ten goede moet komen aan de zorgverlening, want het gaat om de patiënt.

Vanuit juridisch perspectief spreekt de gekozen samenwerking, en wat nog volgen gaat, ook tot de verbeelding. Vooral omdat de zorgmarkt in een zogeheten transitie verkeert naar meer marktwerking. Met die bril op bekeken, wordt in dit hoofdstuk kort stilgestaan bij de vraag waarop dergelijke samenwerkingen voorbereid moeten zijn. Een waarschuwing vooraf: deze bijdrage gaat voorbij aan juridische nuances en relativering, en gaat omwille van de leesbaarheid soms wat kort door de bocht.

Fuseren of samenwerken?

De keuze tussen fuseren of samenwerken is niet gemakkelijk. Voorstanders van fuseren benadrukken het behalen van schaalvoordelen. Voorstanders van samenwerking hechten aan het behoud van zelfstandigheid. Beide beweringen zijn waar en beide hebben voor- en nadelen.
Vanuit mededingingsrechtelijk perspectief kan samenwerking riskant zijn en verdient deze permanente aandacht. Dit nadeel bestaat in veel mindere mate bij fuseren. In dat geval moet één keer de gang naar de Nederlandse Mededingingsautoriteit (NMa) worden gemaakt en wordt prospectief beoordeeld of de samensmelting van de activiteiten mededingingsrechtelijk gezien geen problemen oplevert.
Diezelfde gang naar de NMa moet ook worden gemaakt als de samenwerking tussen zorginstellingen voorziet in de oprichting van een joint venture die een compleet bedrijf vormt. In jargon spreekt men over een *full function joint venture*, dat wil zeggen een gemeenschappelijke onderneming die duurzaam alle functies van een zelfstandige economische eenheid vervult. Een samenwerking op deelgebieden in de zorg, waarbij bijvoorbeeld één specialisme op één plaats en volgens één protocol door de samenwerkende partners wordt aangeboden, zal in de praktijk al snel als één onderneming (full function joint venture) blijken te werken. Verlies daarom niet de NMa-regels van het concentratietoezicht uit het oog. Al helemaal niet omdat de oprichtende partijen bij het niet tijdig en vooraf melden aan de NMa een boete riskeren van

tien procent van hun jaaromzet. Om duidelijkheid te verkrijgen of de joint venture al dan niet gemeld moet worden, kan aan de NMa een informele zienswijze worden gevraagd.

Het prospectieve toezicht van de NMa roept men wellicht dus over zich af bij het oprichten van een joint venture. Maar melden biedt in dit geval ook voordelen, want de NMa toetst bij een joint venture ook de coördinerende aspecten van de samenwerking aan de wettelijke uitzondering op het kartel- verbod (artikel 6 lid 3 Mededingingswet). En dat is winst, omdat hiermee zekerheid wordt verkregen die bij een 'gewone' samenwerking sinds mei 2004 door de NMa niet meer wordt gegeven.
Stel nu dat er geen sprake is van een concentratie, maar van een 'gewone' samenwerking. Dan is het belangrijk dat de instellingen hun voornemen tot samenwerking zelf toetsen aan de wettelijke uitzondering van artikel 6 lid 3 Mededingingswet. Als de NMa dan 'onverhoopt' langskomt, heeft men het eigen verhaal al klaar en hoeft dat niet later te worden geformuleerd. Zo'n *self assessment* kan wel lastig zijn, omdat het in de praktijk 'mandarijnen- wetenschap' is om te beoordelen of de K voor kwaliteit staat of voor kartel. Hierna komen enkele normen en aandachtspunten voor een self assessment aan de orde.

Self assessment

Instellingen die willen samenwerken, doen er goed aan de relevante productmarkt en geografische markt zo ruim mogelijk af te bakenen; hoe groter de relevante markt is, des te kleiner de kans dat de samenwerking de mededinging daarop verstoort.
De NMa en ook de Nederlandse Zorgautoriteit (NZa) gaan ervan uit dat ziekenhuiszorg in de regel dicht bij huis wordt afgenomen. Maar het is niet denkbeeldig dat een patiënt in de (nabije) toekomst bereid is langer te reizen voor zijn zorg. Toen de Gooise ziekenhuizen met elkaar fuseerden (zie NMa- besluit zaak 3897), werd in een onderzoek vastgesteld dat patiënten voor tien procent meer reputatie bereid waren 24 procent langer te reizen. Voor elec- tieve zorg in een *Centre of Excellence* kan de relevante markt dus wellicht rui- mer zijn dan tot heden is bepaald.
In de ziekenhuiszorg heeft de NMa de relevante productmarkt nog niet afge- bakend naar specialisme. Zij wijst wel op die mogelijkheid in de toekomst. De NMa bakent de markt af volgens het principe van substitueerbaarheid. Bestaat er vanuit de vraagzijde – de patiënt – een (reëel) alternatief voor de beoogde behandeling? Dan behoren die alternatieven tot dezelfde product- markt. Bestaat vanuit de aanbodzijde – de medisch specialisten – de moge- lijkheid van switchen naar deze behandeling? Dan kunnen ook die specialis- men in beginsel tot dezelfde productmarkt worden gerekend. Als randvoor- waarde geldt wel dat het niet te veel mag kosten, of moeite met zich mee mag brengen, om de alternatieven en het switchgedrag te verwezenlijken.

Heeft men een reëel beeld van de omvang van de relevante markt, dan moeten vervolgens de marktaandelen van de samenwerkende partijen daarop in kaart worden gebracht. Bij een gezamenlijk marktaandeel van twintig procent lijkt er op voorhand niet veel te vrezen en in het licht van het concentratietoezicht is een gezamenlijk marktaandeel van 35 procent ook mogelijk.

Met het afbakenen van de markt en het in kaart brengen van de marktaandelen is het assessment echter niet afgelopen. Het geeft slechts een beeld van de mogelijkheden van concurrentie op de markt. Er zit niets anders op dan de samenwerking te toetsen aan de vier cumulatieve vereisten van artikel 6 lid 3 Mededingingswet.

Vier cumulatieve eisen

Op grond van artikel 6 lid 3 Mededingingswet is een samenwerking tussen zelfstandige instellingen toegestaan wanneer die samenwerking niet tot doel heeft de mededinging te beperken en indien:

1   de samenwerking bijdraagt tot een verbetering van productie of distributie dan wel een technische of economische vooruitgang oplevert;
2   de voordelen die uit die samenwerking voortvloeien, voor een redelijk deel ten goede komen aan de gebruikers;
3   de concurrentie niet verder wordt beperkt dan strikt noodzakelijk is;
4   voldoende concurrentie in de markt overblijft.

Gechargeerd gesteld, moeten de voordelen voor consumenten opwegen tegen de nadelen voor concurrenten.

Wat betreft de voorwaarden 1 en 2 (verbetering en doorgeven van voordelen) wordt opgemerkt dat dit zo veel mogelijk moet worden geconcretiseerd. Het is goed om dit al te doen als onderdeel van het businessmodel dat ten grondslag ligt aan de samenwerking. Het zal niet de eerste keer zijn dat het pas wordt gesteld nadat de NMa is langsgekomen. Concretiseren kan bijvoorbeeld door de voorgenomen behandelmethode(n) binnen het samenwerkingsverband cijfermatig af te zetten of te vergelijken met de bestaande methode(n) en werkwijze.

Wat betreft de voorwaarden 3 en 4 (noodzakelijkheid en restconcurrentie) dient het samenwerkingsverband aannemelijk te maken dat de beoogde voordelen niet zijn te realiseren met een minder vergaande samenwerking. Hierbij helpt natuurlijk als voorafgaand aan de samenwerking diverse alternatieven zijn onderzocht en men op basis daarvan een afweging heeft gemaakt en heeft gekozen voor de betrokken samenwerking. Ook in deze afweging voorziet in principe het businessmodel. Restconcurrentie wordt verondersteld als deze meer dan vijftig procent bedraagt. Maar gelet op de specifieke voorwaarden die aan zorgfusies worden gesteld, ligt dit aandeel mogelijk hoger, namelijk op 65 procent.

Ter overdenking

Er gaan stemmen op om samenwerking in de zorg in het algemeen milder te beoordelen. De zorg zou een publiek belang betreffen en niet geschikt zijn voor marktwerking, omdat de vraag naar zorg niet op rationele gronden door een consument, die vaak al patiënt is, wordt genomen. De NMa stelt met deze feiten in haar beoordeling al rekening te houden. De meningen hierover zijn verdeeld. Om de zorgspecifieke aard en het belang van een samenwerking te onderstrepen, helpt het om de andere twee toezichthouders (NZa en Inspectie voor de Gezondheidszorg) voor zich te winnen; ook nu weer beter vooraf dan na komst van de NMa.

5 Umwertung aller Werten

R.H.L.M. van Boxtel

Roger van Boxtel is voorzitter van de Raad van Bestuur van Menzis.

Inleiding

De zorgsector staat aan de vooravond van een *Umwertung aller Werten*. Een groeiende zorgvraag, ingegeven voor vergrijzing evenals vooruitgang in medische technologie, moet worden opgevangen door een krimpende beroepsbevolking. En dat ook nog eens met een lager budget. In dat boeiende speelveld zijn zorgverzekeraars aan zet om de zorg voor iedereen betaalbaar en toegankelijk te houden. Nauwe samenwerking met patiëntenorganisaties en zorgaanbieders is essentieel voor een duurzame, gezonde zorgsector. Met kwaliteit als drijver en de zorgconsument als kompas. Daarbij moeten veel oude waarden en bureaucratie overboord.

Ondanks serieuze inspanningen is de overheid de afgelopen decennia niet in staat gebleken om verbetering van de kwaliteit van de zorg hand in hand te laten gaan met doelmatigheid. In 2006, aan de vooravond van de demografische scheefgroei waarmee we worden geconfronteerd, gaf de overheid het stokje door aan de zorgverzekeraars. Aan zorgverzekeraars de taak om als marktpartij met hun zorginkoop de kwaliteit van de zorg en de oplopende kosten zodanig te beïnvloeden dat er een evenwichtigere situatie ontstaat tussen kwaliteit en prijs. En dit vervolgens te vertalen in een goed aanbod aan hun klanten. Die kiezen op hun beurt elk jaar de zorgverzekeraar die het beste weet in te spelen op hun wensen, en de cirkel is rond.
Hiermee krijgen zorgverzekeraars een flinke verantwoordelijkheid op hun bordje. Een verantwoordelijkheid die hier en daar ook tegenstrijdige belangen in zich heeft. Immers, klanten baseren hun keuze voor een zorgverzekeraar vooral op het argument 'laagste premie'. Maar betaalbare en toegankelijke zorg en behoud van solidariteit vragen investeringen die de premie juist opstuwen. Zorgverzekeraars moeten compromissen sluiten tussen fundamentele belangen: enerzijds een gezonde bedrijfsvoering om de continuïteit voor verzekerden te garanderen en anderzijds de solidariteit en gelijke toegang in de zorg organiseren.
De markt daagt hen uit tot lage premies en scherp inkopen, de overheid remt hun ondernemerschap af met risicoverevening en prijsregulering.
Toch doet de overheid er goed aan om zorgverzekeraars deze positie te geven. Zorgverzekeraars staan midden in het veld, zitten aan tafel bij de zorgverleners, hebben contact met de verzekerden, weten wat er speelt. Den Haag is te veel op afstand om veranderingen in het veld te realiseren.

Kwaliteit als drijver

Het is daarbij wel essentieel dat zorgverzekeraars hun rol op de juiste manier oppakken. Hun streven moet zijn om 'waar voor hun geld' te bieden, dat wil zeggen: een reële kwaliteit en prijs per behandeling of patiënt. De sleutel tot het bieden van 'waar voor je geld' is gereguleerde marktwerking laten gaan over kwaliteit. Kwaliteit moet centraal staan in de zorginkoop. Het zorg-aanbod moet daarbij transparant zijn, zodat patiënten zelf een keuze kun-nen maken op basis van kwaliteit.

Lange tijd is betwist dat er überhaupt kwaliteitsverschillen in de zorg zou-den zijn. De deuren en boeken van zorgaanbieders bleven gesloten. Maar wie een behandeling moest ondergaan en een bevriend arts belde, kreeg altijd wel een zekere collega aanbevolen en een ander juist niet. Kwaliteitsver-schillen zijn ook in de zorg van alle tijden. En als die verschillen er zijn – en een behandeling ergens beter of minder wordt uitgevoerd – hebben ook alle patiënten recht op deze informatie. Het is tijd voor transparantie over kwaliteit.

Bij Menzis hebben we een manier gevonden om kwaliteitsverschillen voor klanten zichtbaar te maken. We doen dit met TopZorg. Voor negen behande-lingen (borstkanker, staar, hernia, meniscus, spataderen, amandelen, heupartrose, knieartrose en liesbreuk) heeft Menzis samen met patiënten-organisaties en de betreffende beroepsgroep criteria opgesteld. Daarbij gaat het om medische kwaliteit, informatievoorziening en service. Vervolgens is ziekenhuizen gevraagd of zij aan die kwaliteitscriteria kunnen voldoen. Op basis daarvan is met een aantal ziekenhuizen een TopZorg-contract gesloten. De ziekenhuizen die het TopZorg-predicaat hebben ontvangen, krijgen een vermelding op de Menzis-website. Menzis adviseert klanten om daarheen te gaan.
Dit is een gratis en vrijblijvend advies; er is ook geen financieel voordeel aan verbonden. Menzis vindt het belangrijk dat de beste zorg voor iedereen beschikbaar is en dat klanten volledige keuzevrijheid behouden. Met Top-Zorg ontstaat inzicht in kwaliteitsverschillen in de zorg en krijgen klanten de zorg die zij wensen. Alleen zo ontstaat ook de juiste vorm van gereguleer-de marktwerking die leidt tot kwaliteitsverhoging in plaats van alleen maar prijsverlaging. Inmiddels hebben we bij Menzis overigens besloten om te kij-ken hoe we TopZorg ook kunnen introduceren in de eerste lijn en de geeste-lijke gezondheidszorg (ggz).

Veel ziekenhuizen hebben TopZorg gezien als uitdaging. Zij hebben op het gebied van toegankelijkheid en doorlooptijd garanties afgegeven die een stuk scherper zijn dan de oude afspraken of landelijke richtlijnen. Ook bij zieken-huizen waaraan geen TopZorg-predicaat is toegekend, zien we dat de aanbe-steding van TopZorg tot kwaliteitsverbetering leidt. We horen terug dat zie-kenhuizen blij zijn dat zorgverzekeraars een gesprek komen voeren over kwa-liteit en dat prijs niet boven aan de lijst staat. De eisen vormen voor de zie-kenhuizen ook een mooie aanleiding om de interne organisatie te verbeteren, om met collega's in gesprek te gaan over hoe kan worden samengewerkt om TopZorg te bieden. De actieve deelname van ziekenhuizen toont aan dat kwaliteit hoog op de agenda staat bij ziekenhuizen. Vanaf najaar 2010 stellen we Menzis-klanten die TopZorg hebben gebruikt, in staat om op een speciale site hun ervaringen en bevindingen met ons en met elkaar te delen.

Keuzes in regionaal zorgaanbod

Voor ziekenhuizen betekent de ontwikkeling naar meer transparantie over kwaliteit overigens dat zij er niet aan ontkomen om focus aan te brengen. Dat houdt in: specialisatie in een aantal behandelingen, maar ook stoppen met behandelingen waarin zij minder excelleren. De waarde van een totaalaanbod is niet voor alle ziekenhuizen meer houdbaar in deze tijd waarin kwaliteit, capaciteit (o.a. door vergrijzing en tekort op de arbeidsmarkt), financiën en premie onder druk staan. Met name in gebieden met meer aanbieders dicht bij elkaar of in krimpgebieden is in de nabije toekomst een herordening nodig. Maak onderscheid tussen hoogwaardige gespecialiseerde centra en verzorgende zorgziekenhuizen. Centraliseer heel ingewikkelde ingrepen in topziekenhuizen. Via de Wet Bijzondere Medische Verrichtingen kan dit mede gerealiseerd worden.
Herbezien van het totaalaanbod aan ziekenhuiszorg kan alleen in samenhang met de bereikbaarheid en toegankelijkheid van de eerste lijn. Daarbij kan waar mogelijk verschuiving optreden van eenvoudige tweedelijnstaken naar een uitgebreidere eerste lijn dicht bij de mensen. Het liefst in eerstelijnscentra waar meerdere diciplines (huisartsen, wijkzuster, apotheek, fysiotherapie en eerstelijns-ggz) intensief samenwerken. Zo moet het zorgaanbod als geheel in een regio worden bezien en moeten daaraan ook keuzes en daden worden verbonden. Hiervoor is uiteraard wel politieke moed vereist.

De veranderingen die dit teweeg zal brengen, zullen niet op zichzelf staan. We staan aan de vooravond van een Umwertung aller Werten. Vergrijzing, ontgroening en toenemende medische mogelijkheden leggen een groot beslag op het zorgaanbod. De zaak moet als geheel anders worden georganiseerd. Doel van zorg is nu vooral 'genezing', maar uitgangspunt zou vooral moeten zijn: participatie aan het sociale, maatschappelijke en economische leven. Denk aan: kwaliteit van leven, preventie, ervoor zorgen dat mensen ook kunnen blijven werken als zij thuis zitten, ervoor zorgen dat mensen de mogelijkheden hebben om sociaal actief te zijn. Hiertoe moeten zorgaanbieders breder gaan kijken naar de patiënt dan nu, met aandacht voor preventie, zorg rond de patiënt in de eigen leef- en werkomgeving, het kunnen blijven functioneren ondanks een ziekte of beperking.
E-health, zorg dichtbij via televisie of computer, gaat een grote rol spelen, juist omdat die zo veel meerwaarde biedt voor de groeiende groep chronisch zieken. E-health zal de zorg omdraaien, uiteraard niet de acute zorg, maar wel de electieve zorg. De gezondheidszorg zal een ontwikkeling doormaken die we eerder hebben gezien in de bancaire wereld. Vroeger was de bank een

groot, solide gebouw met achter de balie het kantoor van de directeur en onder zijn voeten de kluis met het geld. Tegenwoordig komt het geld uit de muur en gaan de overboekingen via de computer. Ziekenhuizen zijn van oudsher pesthuizen die buiten de stad werden gebouwd om de ziekte op afstand te houden. Mensen die niet (meer) zelfstandig konden meedraaien in de maatschappij, werden naar zorginstellingen gebracht. Jarenlang hebben we die instituten in stand gehouden.

Tegenwoordig willen mensen zo lang mogelijk thuis blijven wonen. Ze willen niet naar drie zorgloketten met één vraag, niet drie keer naar het ziekenhuis voor afspraken die ook direct na elkaar gepland kunnen worden. Mensen willen het niet meer en de zorg kan het qua capaciteit ook niet meer aan. Net zoals mensen niet meer naar de bank komen, komen mensen straks ook minder naar de zorg. In plaats daarvan wordt de zorg meer thuis geboden, via televisie en computer; dat is de toekomst. Dat vraagt een enorme omslag in de zorg die partijen in de zorg samen moeten maken. Zelfmanagement van de patiënt is waar mogelijk het centrale vertrekpunt.

Bureaucratie

Zorgverzekeraars, zorgaanbieders en patiëntenorganisaties gaan het spel van gereguleerde marktwerking samen steeds beter spelen, met kwaliteit als drijver. Zorgaanbieders zijn aanzienlijk transparanter geworden over de kwaliteit van de zorg. Zorgverzekeraars hebben meer belangstelling voor de inhoud van de zorg, waardoor de gesprekken niet alleen meer over de prijs gaan. En de grootste winst: de positie van de patiënt, onze gezamenlijke klant, is sterk verbeterd.

Een aantal zaken belemmert ons nog. Koploper daarin is de bureaucratie. De overheid zegt dat zij zich terugtrekt, maar de praktijk is duidelijk anders. Een paar voorbeelden.
- Er is een woud van wetten (Zorgverzekeringswet (Zvw), Algemene Wet Bijzondere Ziektekosten (AWBZ), Wet op het financieel toezicht (Wft) en de Wet bescherming persoonsgegevens(Wbp)) en toezichthouders (Nederlandse Zorgautoriteit (NZa), Nederlandse Mededingingsautoriteit (NMa), College voor Zorgverzekeringen (CVZ), De Nederlandsche Bank (DNB), Autoriteit Financiële Markten (AFM), College bescherming persoonsgegevens (CBP)).
- Het Centraal Administratiekantoor (CAK) voor de AWBZ is in 1968 begonnen met vijf medewerkers en inmiddels uitgegroeid tot een organisatie met circa vierhonderd medewerkers.
- Het Centrum indicatiestelling zorg (CIZ) is zo'n tien jaar geleden opgericht. Op dit moment werken er circa 2800 medewerkers, verspreid over vestigingen in het hele land. En dan te bedenken dat het CAK en het CIZ onder het regime van de Zvw niet nodig zijn, want daar verzorgt de zorgverzekeraar deze taken. Dat moet dan toch ook kunnen voor de langdurige zorg.
- In de NZa Monitor Eigen Risico 2008 blijkt dat de uitvoering van de

'compensatieregeling verplicht eigen risico' moeizaam verloopt. Wat betreft die compensatieregeling wachtten in maart 2009 nog 45.000 rechthebbenden op hun geld. Voor de oorzaak van de vertraging wordt gewezen naar een aantal zorgverzekeraars die geen volledige gegevens hebben aangeleverd, waardoor het CAK de betaling niet kan uitvoeren.

- De NZa constateert ook dat de administratieve lasten voor de uitvoering van het verplicht eigen risico voor zorgverzekeraars veel hoger liggen dan schattingen vooraf. De incidentele kosten op macroniveau bedragen iets minder dan negen miljoen euro. De structurele kosten komen in 2008 op veertig miljoen euro.

Kortom, er is een verstikkend net van pure bureaucratie. En bureaucratie is gestold wantrouwen. Elke keer dat de overheid komt met een nieuwe regel, een nieuwe toezichthouder of een nieuwe financieringssystematiek is dit in feite een motie van wantrouwen tegen patiëntenorganisaties, zorgverzekeraars en zorgaanbieders. Een manier om te zeggen dat wij het niet zouden kunnen regelen. Erger nog, de bureaucratie is een grote frustratie voor mensen die werken in de zorg. Zij geven aan zo'n veertig procent van hun tijd kwijt te zijn aan het invullen van formulieren en andere administratieve handelingen. Dat is in de eerste plaats heel vervelend voor deze werknemers die dit vak hebben gekozen vanuit hun gedrevenheid om andere mensen te verzorgen en daaraan dan ook al hun tijd willen besteden. In de tweede plaats is het enorm zorgwekkend dat de administratie zo'n enorm beslag legt op de beschikbare capaciteit in de zorg, wetende dat met de vergrijzing en ontgroening juist daar de grote uitdaging ligt.

De bureaucratie van de overheid haalt de dynamiek uit de markt. Deze kan nog veel meer bepaald worden door vrije tarieven met transparantie van prijs en kwaliteit, en minder door prijs- en volumeregulering. Nu worden de tariefstructuren vooraf vastgelegd door koepels, Zorgverzekeraars Nederland (ZN), het Ministerie van VWS en de NZa. De onderhandelingen tussen overheid en beroepsgroepen duren maanden en al die tijd ligt de zaak bij de zorgverzekeraars stil, want de zorgverleners willen niet met hen praten zolang de onderhandelingen met de minister lopen. Het werkt enorm vertragend. En dan is het resultaat dat in Den Haag wordt bereikt ook nog eens teleurstellend. Waarom schaffen we de term bekostiging niet af? Niet bekostigen, maar betalen voor toegevoegde waarde in de zorg.
Daartoe moet de overheid in ieder geval nu doorzetten met het overal afschaffen van de budgetten en het verder vrijmaken van de tariefafspraken. Dat biedt meer ruimte voor innovatie.

De bureaucratie moet worden afgebroken: horde voor horde. De overheid, de Inspectie en maximaal twee toezichthouders moeten een vloer neerleggen van verantwoorde kwaliteit, solidariteit en toegankelijkheid. En laat vervolgens zorgverzekeraars, zorgaanbieders en patiënten het verschil maken op die vloer. Bij Menzis zijn we al enkele jaren bezig om de bureaucratie terug te dringen, bijvoorbeeld door het aantal machtigingen te verminderen. Zo kunnen klanten steeds vaker hulpmiddelen rechtstreeks bij de leverancier krijgen. De leveranciers kennen het Menzis-beleid en weten welke hulpmiddelen de klant wel of niet betaald krijgt. Daarnaast hebben we samen met beroepsgroepen werkgroepen voor 'ontbureaucratisering' opgezet. Zo werken we samen onnodige bureaucratie de deur uit.

Het is jammer dat de politiek steeds weer op de rem trapt als partijen in de zorg gas geven. Natuurlijk is enige sturing en bepaling van de randvoorwaarden belangrijk, maar laat de partijen het (spel) spelen, zoals ook de bedoeling is van de Zorgverzekeringswet. Iets meer vertrouwen is daarbij een groot goed.

Meer samen optrekken

De turbulente tijden die op ons afkomen in de zorg, vragen een zeer nauwe samenwerking tussen patiëntenorganisaties, zorgverzekeraars en zorgaanbieders. Zij moeten meer samenwerken en ook veel meer als één partij optreden richting het Ministerie van VWS. Zij zitten allemaal om de beurt aan tafel bij de minister om te preken voor de eigen parochie. Het zou goed zijn als er een gezamenlijk overlegorgaan komt waarin deze drie partijen veel meer samen optrekken en onderling bindende afspraken maken. In deze Stichting van de Zorg kunnen zij een vuist maken en de overheid duidelijk maken wat zij nodig hebben om die weg naar kwaliteit van zorg goed te kunnen bewandelen. Immers, de overheid heeft het zwaartepunt van beleid verlegd naar deze drie partners.
Zij moeten samen vormgeven aan de transformatie van de gezondheidszorg, met de overheid op gepaste afstand. Een geïnstitutionaliseerde overlegstructuur tussen deze drie, gericht op de vraagstukken van duurzaamheid in de zorg, bestaat niet. Bovendien gebeurt gezamenlijk overleg te gefragmenteerd.
Vanuit de Stichting van de Zorg kunnen veldpartijen zelf onderling bindende afspraken maken. Daarnaast kan met gezag, gesteund door een breed draagvlak, overlegd worden met overheid en politiek. Een Stichting van de Zorg zou zich dringend moeten buigen over enkele actuele onderwerpen die nadrukkelijk om een oplossing vragen, zoals preventie, het tekort op de arbeidsmarkt en zorginnovatie.

Verantwoordelijkheid voor toekomst

In die samenwerking past ook dat wij ons gezamenlijk verantwoordelijk voelen voor de toekomst van de gezondheidszorg in Nederland. Het zijn altijd de zorgverzekeraars die moeten wijzen op de problemen van de toenemende druk op capaciteit en betaalbaarheid, maar dit is in feite ook een probleem van de zorgaanbieders. Ook van hen mag verwacht worden dat zij de zorgkosten niet onnodig laten oplopen en hun capaciteit efficiënt inzetten.
Het is bekend dat de zorg veel geld kost. En goede, klantgerichte en bewezen effectieve zorg mag geld kosten. Maar hoe kan het bijvoorbeeld dat het volu-

me in de ziekenhuiszorg zo enorm hard stijgt? En is er een reden dat eenzelfde behandeling in het ene ziekenhuis veel duurder is dan in het andere? Alle
partijen in de zorg hebben een verantwoordelijkheid om te kijken hoe de
zorgkosten beperkt en de solidariteit behouden kan worden. Er ligt een
maatschappelijke verantwoordelijkheid die breder is dan alleen het belang
van zorgpartijen afzonderlijk. We staan voor een noodzakelijke omslag in de
organisatie van de zorg. Die kan alleen gemaakt worden als patiëntenorganisaties, zorgaanbieders en zorgverzekeraars er samen verantwoordelijkheid voor nemen. Niet uitsluitend denkend vanuit de eigen belangen, maar
samenwerkend aan het gezamenlijke doel: kwalitatief goede zorg, snel,
dichtbij, toegankelijk en betaalbaar!

DEEL II Interne organisatie

6 Het excellente ziekenhuis; prioriteiten voor de bestuurder

M.D.J. Buitenhuis

Martijn Buitenhuis is directeur van Buitenhuis Advies.

Bij de term 'excellente zorg' gaan de gedachten automatisch in de richting van uitmuntende zorg, geleverd door specialisten en verpleegkundigen. De kwaliteit van de geleverde zorg is direct afhankelijk van deze professionals. Communicatie, kennis, kunde en oprechte aandacht zijn uitermate belangrijk in de zorgbeleving van de patiënt en zijn naasten. Het ziekenhuis levert de randvoorwaarden waarmee de medisch professionals worden gefaciliteerd om zich optimaal te kunnen richten op de kwaliteit van zorg.

Het draait dus in eerste instantie om de directe zorgverlening, maar hoe kan een ziekenhuis die zorgverlening 'excellent' ondersteunen?
Conceptueel levert het ziekenhuis de benodigde (medische) techniek, het gebouw waar de patiënt verblijft en de belangrijke productiefaciliteiten (zoals de operatiekamers) en maakt het (complexe) diagnostiek mogelijk. Anno 2010 is de kwaliteit van het voorzieningenniveau in ziekenhuizen zo sterk verbeterd dat deze onderdelen *an sich* niet resulteren in een excellent ziekenhuis. Ziekenhuizen onderscheiden zich hierin nauwelijks meer. Het leveren van kwalitatief goede voorzieningen maakt een ziekenhuis dus niet per definitie 'excellent'. In dit hoofdstuk worden drie prioriteiten beschreven voor de bestuurder die de ambitie heeft om met het ziekenhuis juist wel te excelleren.

Prioriteiten

Als we de ontwikkeling binnen de ziekenhuiszorg beschouwen in samenhang met de politieke plannen voor de komende jaren om te bezuinigen, doelmatiger te werken en de kwaliteit te verhogen, is het belangrijk de juiste focus aan te brengen om te excelleren. De aandacht moet worden gericht op datgene wat potentieel de meeste impact heeft. De volgende strategische prioriteiten dragen respectievelijk op de korte, middellange en lange termijn bij aan de doelstelling om een excellent ziekenhuis te worden en versterken elkaar onderling: 1 Business Intelligence benutten, 2 digitaliseren van het zorgproces en 3 onderbouwd bouwen.

Business Intelligence benutten
Het ziekenhuis is een kennisintensief bedrijf. Toch lijkt men zich ondanks de toegenomen concurrentie in de zorgmarkt niet altijd bewust van deze eigenschap. Informatievoorziening in ziekenhuizen is veelal versnipperd

georganiseerd en sterk georiënteerd op het vastleggen en bewaren van informatie en minder op het gebruik van diezelfde informatie voor strategische doeleinden. De kennis van de bedrijfsvoering en het goed kunnen onderbouwen van strategische beslissingen voor de korte en lange termijn, de definitie van Business Intelligence, is een cruciaal punt waarop ziekenhuizen zichzelf sterk kunnen verbeteren. Het doel van Business Intelligence is een competitief voordeel te krijgen. Om dit te bewerkstelligen moet Business Intelligence een stevige plaats krijgen binnen de ziekenhuisorganisatie.

Er kan veel inspiratie worden opgedaan bij andere bedrijven. Disneyland in Parijs bijvoorbeeld meet zelfs de drukte op de snelweg richting het park om te weten hoeveel hamburgers er gebakken moeten worden. Het ziekenhuis daarentegen benut de informatie over ijsdikte in de winter nog altijd onvoldoende om de bemensing op de afdeling Spoedeisende Eerste Hulp en het beddenhuis hierop adequaat af te stemmen. Het ziekenhuis is voor een deel een ad-hocbedrijf. Dat vraagt om een bewuste omgang met bijvoorbeeld het inpassen van spoedpatiënten en het tegelijkertijd notificeren van andere patiënten dat de behandeling wordt uitgesteld. Om verbeteringen in achterliggende complexe planningen en logistieke processen te kunnen doorvoeren, worden de eisen aan de te maken businessanalyses steeds groter. Hiervoor moet zowel in mensen (analisten) als in systemen (analysetools) worden geïnvesteerd.
De investeringen renderen doordat het ziekenhuis in de dynamische zorgmarkt beter in staat is de noodzakelijke strategische beslissingen onderbouwd te nemen.

Commerciële bedrijven die Business Intelligence benutten, worden vaak als voorbeeld genoemd om aan te tonen dat er nog veel efficiëntiewinst te behalen is en er veel klantgerichter gewerkt kan worden in de zorg. Gekopieerd uit het bedrijfsleven wordt dankbaar gebruikgemaakt van methodieken als *Six Sigma*, *Lean & Mean* en *Theory of Constraints*. Het succes van adoptie van deze managementmodellen wordt aanmerkelijk groter door Business Intelligence, doordat effecten van de ingezette verbeteringen ook op de langere termijn en in samenhang met elkaar geanalyseerd en meetbaar gemaakt kunnen worden.

Indien Business Intelligence werkelijk als strategische prioriteit wordt aangemerkt, is de toepassing van informatiemanagement binnen de gehele organisatie de eerste stap. Ongeacht de precieze keuze van een manier waarop de organisatorische inbedding wordt vormgegeven, vormen directe betrokkenheid en verantwoordelijkheid vanuit de Raad van Bestuur de succesfactor. De Raad van Bestuur kan bij deze strategische prioriteit relatief snel resultaat boeken.

Digitaliseren van het zorgproces
Plaatsonafhankelijk kunnen beschikken over alle medische gegevens van de patiënt is een van de randvoorwaarden om medisch professionals in staat te stellen binnen het netwerk van het ziekenhuis excellente zorg te verlenen.

Ontwikkelingen in bijvoorbeeld India, de Verenigde Staten en de Scandinavische landen, waar veel ziekenhuizen in staat zijn 'digi-rijk' te werken door ICT (informatie- en communicatietechnologie) te integreren in alle processen, laten zien dat we in Nederland niet vooroplopen. Positief gesteld, op dit gebied is de potentiële winst voor de zorg nog enorm.

Binnen het ziekenhuis bestaat het digitaliseren van het zorgproces onder andere uit de registraties van zorgactiviteiten, medicijnen, complicaties, uitslagen van onderzoeken en medische beelden. De digitale informatie wordt door verschillende professionals en met verschillende behoeften gebruikt. De specialist heeft de patiënteninformatie nodig voor het stellen van de juiste diagnose en het monitoren van het verloop van de behandeling. Dit wordt meestal aangeduid als elektronisch patiëntendossier (EPD). De verpleegkundige gebruikt het EVD (elektronisch verpleegkundig dossier) voor registraties tijdens de verpleging en voor ondersteuning bij het verpleegplan. Daarnaast worden de medische gegevens gebruikt voor bijvoorbeeld kwaliteitsindicatoren en wetenschappelijke studies.

Een excellent ziekenhuis heeft de interne digitalisering voltooid. Vervolgens ontstaat er ruimte om de externe communicatie, bijvoorbeeld met huisartsen en stadsapotheken, te optimaliseren. Het effectief inzetten van patiëntenportalen wordt door de digitalisering mogelijk, waardoor de binding van de patiënt aan het betreffende ziekenhuis wordt versterkt en op de patiënt en familie toegesneden informatie kan worden verstrekt. In dat portaal staat dus bijvoorbeeld ook informatie over de behandelende artsen en de geplande afspraken met het ziekenhuis. Landelijke uitwisseling van informatie, bijvoorbeeld via het Landelijk Schakelpunt (LSP; het centrale knooppunt voor de landelijke uitwisseling van patiëntgegevens tussen zorgaanbieders van het beoogde landelijke EPD, kan hier op termijn een belangrijke rol in spelen, maar is pas volledig te benutten als alle informatie intern eenduidig en juist wordt vastgelegd.

Het digitaliseren van het zorgproces is een omvangrijk proces, omdat alle papieren stromen verdwijnen en ook de werkprocessen moeten worden aangepast. Hierdoor zijn de doorlooptijden van digitaliseringstrajecten lang en zullen de volledige effecten pas op de middellange termijn ervaren worden. Het digitaliseren van het zorgproces draagt bij aan de kwaliteit van geleverde zorg: het zorgpersoneel heeft meer tijd voor zorg omdat er minder tijd nodig is voor dossierbeheer en archivering. Om als ziekenhuis in het zorgnetwerk succesvol te kunnen opereren, is digitalisering een absolute randvoorwaarde.

Onderbouwd bouwen

Het concept 'netwerkziekenhuis' wordt in steeds bredere kring gezien als de richting waarin de zorg in Nederland zich beweegt. Hierbij zullen specialismen met veel onderlinge interactie zich in een *kernziekenhuis* vestigen. Specialismen die zelfstandiger kunnen werken, zullen zich elders of in een ander deel van het ziekenhuisgebouw vestigen. Voordat kan worden overgegaan tot bouw of ontwerp van het excellente ziekenhuis, zijn aandacht voor de ontwikkeling van het netwerkziekenhuis en een duidelijk antwoord op basis van een doordachte visie van groot belang.

De afschaffing van het bouwregime heeft er echter toe geleid dat een impasse is ontstaan op het gebied van bouw. Dat komt deels doordat 'het bouwen' leidend is. Bouwbedrijven en architecten hebben hierin gewoonlijk het voortouw, in plaats van een toekomstvisie over patiëntengroepen en de manier waarop we de patiënt door het genezingsproces willen leiden.

De laatste jaren wordt anders tegen de inrichting van het gebouw aangekeken, onder meer verwoord in het rapport *Kwaliteit van de fysieke zorgomgeving* van het College bouw zorginstellingen (het Bouwcollege): 'Het creëren van een optimale gebouwde zorgomgeving – met positieve effecten voor de mens – is een actueel thema.' Waar de functionaliteit en effectiviteit van de zorgprocessen lange tijd de vormgeving en inrichting van zorggebouwen domineerden, is het tij langzaam aan het keren. Het perspectief van de patiënt/ cliënt en diens welbevinden zijn steeds belangrijker geworden. De, uit het Engels vertaalde, veelgebruikte term hiervoor is in dit verband 'helende omgeving'. Ofwel, de inrichting van het ziekenhuis, in de breedste zin van woord, kan bijdragen aan het genezingsproces van de patiënten. Dit gaat uiteraard verder dan de helende invloed van een goede ventilatie met frisse lucht en uitzicht op natuurlijk dan wel afgebeeld groen. Ook in het voorkómen van infecties en geluidsoverlast speelt de indeling van het ziekenhuis een belangrijke rol.

Naast dit alles moeten de patiënt en de familie zich ook nog eens 'thuis' voelen in het ziekenhuis. Bewegwijzering in ziekenhuizen laat in dit verband nog vaak te wensen over. Ooit verdwaald in een ziekenhuis? Gedoold doordat je laat op ziekenhuisbezoek bent geweest en de hoofduitgang niet meer open is? Je hebt dan waarschijnlijk een klein bordje gemist dat aangeeft: 'Uitgang na 21:00 naar links'. Versuft door emotie en een lang ziekenhuisverblijf mis je dit en is de weg terug lastig te vinden. Een excellent ziekenhuis is geen doolhof maar houdt rekening met de staat van patiënt en familie. In het boek *Als Disney de baas was in uw ziekenhuis* lezen we dat patiënttevredenheid relatief eenvoudig verbeterd kan worden en dat de positieve effecten van tevreden patiënten op de bedrijfsvoering groot zijn.

Het excellente (ver)nieuwbouwende ziekenhuis heeft als zware opdracht de hiervoor genoemde overheersende denkrichtingen te integreren met het optimaliseren van de logistiek rondom de directe zorg, rekening houdend met het gegeven dat de directe zorg zelf zich steeds meer ontwikkelt van een specialismespecifieke naar een multidisciplinaire aangelegenheid. Het startpunt van ziekenhuisbouw zouden de patiënten moeten zijn. Op basis van keuzes over welke zorg aan welke patiënten geleverd wordt, kan bepaald worden hoe het netwerkziekenhuis van de toekomst eruit zal zien. Om ook de waarde van het gebouw in het genezingsproces tot zijn recht te laten komen, is een passende helende omgeving onontbeerlijk. Kortom, de eisen en wensen voor de nieuwbouw en het bijbehorende financiële plan veranderen fundamenteel en zijn slechts in samenhang te beoordelen. Door het kiezen van een ander startpunt wordt de daadwerkelijke bouw het sluitstuk. De bestuurder heeft de taak deze visie te blijven bewaken.

Excelleren door te investeren in strategische prioriteiten

Het ziekenhuis zal zich in de komende jaren, onder druk van bezuinigingen en de groeiende focus op kwaliteit, enerzijds compacter en sterker moeten profileren. Anderzijds zullen de organisaties ook groter worden, hetzij door fusies dan wel door verschillende typen samenwerkingsverbanden, om schaalvoordelen te behalen op gebieden als inkoop, verkoop en ondersteunende taken.

Door te investeren in strategische prioriteiten is het excellente ziekenhuis in staat zich los van politieke veranderingen te blijven ontwikkelen tot een hoogwaardig zorgbedrijf waar excellente zorg geleverd wordt.

Vooral op het gebied van logistieke processen blijft er in de zorg nog enorm veel te winnen. De start hierbij is het inzicht in de huidige processen. Het inrichten van Business Intelligence in het ziekenhuis is het vertrekpunt om als ziekenhuis op een hoger niveau te komen en zelf in staat te zijn blijvend te verbeteren op het gebied van zorg en bedrijfsvoering.

Het digitaliseren van het zorgproces verdient aandacht van de bestuurder, omdat hier impliciete strategische keuzes worden gemaakt over de richting waarin het eigen ziekenhuis zich ontwikkelt. Indien het ziekenhuis beschikt over een excellente basis(-ICT-)infrastructuur ten behoeve van een digitaal zorgproces, zullen specialismen verbonden willen blijven aan het ziekenhuis en het opent de weg voor efficiënte samenwerkingsverbanden.

Het betoog voor een ander startpunt om onderbouwd voor de toekomst te kunnen bouwen betekent een afscheid van de traditionele ziekenhuisbouw. De patiënt staat centraal in de ontwerpfase en niet het architectonische gebouw. Door bij voorbaat duidelijke strategische keuzes te maken over welke zorg wel/niet geleverd wordt in het nieuwe ziekenhuis, wordt het gebouw beter afgestemd op de uiteindelijke functie. In de startfase van nieuwbouwtrajecten is aanvullende expertise nodig op het gebied van patiëntbeleving en ziekenhuisinnovaties. Daarnaast biedt het ontwerpen van een helende omgeving voor bepaalde patiëntcategorieën ruimte om specialisten op een andere manier erbij te betrekken. Door de toename van betrokken disciplines is voor de zorgbestuurder een belangrijke regierol weggelegd. Door onderbouwd te bouwen, wordt het bouwtraject complexer, maar de winst voor patiënt en organisatie is gedurende de exploitatie van het gebouw vele malen groter.

Juist door de samenhang tussen de drie prioriteiten is het potentiële vermogen om te excelleren nog groter. Een volledige digitalisering van het zorgproces biedt nieuwe mogelijkheden om het netwerkziekenhuis te bouwen en ook is de afhankelijkheid van bijvoorbeeld een centrale locatie minder groot.

Daarnaast creëert het gedigitaliseerde zorgproces een enorme nieuwe bron van informatie die alleen door goed gebruik te maken van Business Intelligence ten gunste van de organisatie en patiënt benut kan worden. Onderbouwd bouwen vraagt ten slotte om de juiste analyses om strategische beslissingen te kunnen onderbouwen, hiervoor is Business Intelligence onontbeerlijk.

Excellent worden en blijven is de uitdaging waar we voor staan. Ook als er weer honderden miljoenen euro's bezuinigd moeten worden, blijven de benoemde strategische prioriteiten overeind, omdat de toegevoegde waarde van de investeringen op deze gebieden niet alleen efficiënt is, maar vooral beter voor de patiënt. Uiteindelijk is dat de motivatie om verder te excelleren.

Geraadpleegde literatuur

College bouw zorginstellingen (2008). *Kwaliteit van de fysieke zorgomgeving*. Utrecht: College bouw zorginstellingen. Rapport nr. 617. ISBN/EAN 9789085171058.

Gezondheidsraad (2009). Het ziekenhuis als helende omgeving. Den Haag: Gezondheidsraad. Publicatie nr. 2009/14. ISBN 9789055497744.

Hinkema, M. & Nauta, J. (2009). De chirurg in de buurt. *Medisch Contact*, 64, 33-34.

Lee, F. (2009). *Als Disney de baas was in uw ziekenhuis, 9½ dingen die u anders zou doen*. Amsterdam: Reed Business. ISBN 9789035230538.

7   Governance in de zorg: een vak

P. Baks

Paul Baks is partner bij BMC Management en Advies en vervult diverse bestuurs-, toezicht- en
adviesfuncties in de zorgsector.

Inleiding

Governance in de zorg bevindt zich nog steeds in een ontwikkelingsfase. Die
duurt nu al circa tien jaar. Relatieve snelheid en intensiteit volgden toen
Hans Hoogervorst (toenmalig minister van VWS) het woord 'marktwerking'
in de mond nam. Hij bedoelde eigenlijk 'liberalisering', maar menigeen
kende het (grote) verschil niet. En zo kwam het dat het liberaliseringsproces
in de zorg niet geheel juist werd beoordeeld. Het onderwerp 'governance'
had daar last van. Het plaatste het toezicht (intern en extern) in een verkeerde context. Governance werd te veel gerelateerd aan de noodzaak tot toezicht
als gevolg van toenemende risico's. Echter, governance is van alle tijden en
behoort dan ook onder alle omstandigheden de kwaliteit te hebben die erbij
hoort. Niet alleen als het spannend wordt.
Hetzelfde geldt overigens voor het bedrijfsleven: pas toen het echt menens
werd, ontwikkelde zich governance in een rap tempo. Niets menselijks is
ons vreemd: Als het kalf ...

De ontwikkeling van Good Governance is een zoektocht, in de maatschappij,
in diverse branches en ook bij individuele organisaties. Blauwdrukken zijn
interessant, maar niet per definitie een-op-een te kopiëren. Men (de organisatie) moet zich ook 'lekker' voelen in de organisatiespecifieke governan-
ceaanpak. Zoektochten daarnaar vereisen inbreng van kennis, wetenschap,
theorie, praktijk (met name) en cultuur. Vergeet men dat, dan gaat het
zeker mis. Deconfitures in het bedrijfsleven, het publieke domein en nu ook
in de zorg bewijzen dat. Enige snelheid is echter geboden, want de zorgsector in zijn volle breedte is nog lang niet in zijn geheel voorzien van een
professionele benadering van verantwoording en toezicht. Dat geldt ook voor
de ziekenhuizen, hoewel die al verder zijn dan de caresector.
Hierna volgt een nadere bespreking van enige ter zake doende onderwerpen.

Verantwoording en toezicht

In de actuele discussie wordt te veel de nadruk gelegd op 'toezicht', terwijl in
het kader van governance de 'verantwoording' minstens zo belangrijk is.
Verantwoording is per definitie proactief en toezicht is zowel actief als reac-
tief. Een organisatie die verantwoording aflegt, stelt zich verantwoordelijk
op en doet dat door voor eenieder bekend te maken wat zij doet, voor wie zij
het doet en hoe zij het doet. Zich kwetsbaar opstellen in dezen, daar is niets

mis mee en het wordt in de regel gewaardeerd. Het nodigt de omgeving uit tot betrokkenheid en tot participatie in goede en in slechte tijden. Dat daar in de ziekenhuizen nog niet altijd even professioneel mee wordt omgegaan, moet eenieder stimuleren om het (nog) beter te doen.

Toezicht moet een proces zijn van toetsing vooraf en toetsing achteraf. Grenzen aangeven waarbinnen gehandeld mag worden en waarnemen of die grenzen juist zijn gesteld, of binnen die grenzen is gehandeld en of het gewenste resultaat is bereikt. Ook het toezicht legt over dit proces verantwoording af. Althans, zo hoort het. Als eenmaal anderen vragen om verantwoording af te leggen over het toezicht, is het te laat. In 2009/2010 hebben we een en ander kunnen constateren. Evenwel hebben falende toezichthouders daar nog te weinig consequenties van ondervonden. Ook dat is een leerproces.

Extern én intern

Maar al te vaak wordt gedacht dat verantwoording extern moet worden afgelegd. Niets is minder waar: interne verantwoording is minstens zo belangrijk. Niet in de laatste plaats omdat zorg mensenwerk is en alle betrokkenen recht hebben op de informatie die aangeeft hoe zij het met zijn allen doen en daarmee een bijdrage kunnen leveren aan behoud en verbetering van de kwaliteit die een ziekenhuis levert. In materiële zin is dit ook een taak van de Raad van Toezicht (RvT): het gesprek aangaan met ondernemingsraad en cliëntenraad. Met het serieus nemen van deze (minstens) jaarlijkse ontmoetingen heeft menige RvT nog moeite, niet beseffend hoe belangrijk deze gremia die gesprekken vinden. Overigens is het ook de taak van de RvT om waar te nemen hoe serieus de Raad van Bestuur (RvB) met deze verantwoording en overlegstructuur omgaat. Het is wennen, maar nog niet zo lang geleden werden deze ontmoetingen als noodzakelijk kwaad beschouwd, als een verplichting voortvloeiende uit wet- en regelgeving. Inmiddels zijn we enige stappen verder en kunnen we constateren dat het beter gaat, maar nog niet goed genoeg. De cultuurverandering moet nog verder doordringen tot menig RvT en RvB in de zorg.

Het belang van externe verantwoording is mede door de diverse incidenten tot velen doorgedrongen. Alleen de kwaliteit en de manier waarop verantwoording wordt afgelegd kunnen nog een verdiepingsslag maken. Ook dat heeft tijd nodig. Mogelijk kan goede verantwoording van de ene zorgaanbieder de nog oefenende collega uitdagen om het (nog) beter te doen. Ook hier kan competitie een bijdrage leveren aan kwaliteit.

Verantwoording waarover en toezicht waarop?

In de ziekenhuizen worstelt menigeen nog met de reikwijdte van toezicht en verantwoording. Ook dit is een ontdekkingsreis. Het maatschappelijk jaarverslag heeft een redelijke standaard bewerkstelligd ten aanzien van verantwoording, maar dat betekent niet dat het allesomvattend is. De inhoud van de daarin verwerkte onderwerpen kan per ziekenhuis zeer verschillen, en dat is op zich ook de bedoeling. Transparantie dient het uitgangspunt te zijn en niet de algemeen gestelde eisen ten aanzien van de indeling van dit maatschappelijke document. Verantwoording als zodanig, buiten de jaarlijkse formele weg, zal ook regelmatig op de agenda van RvT en RvB moeten staan. Melding van de gang van zaken, specifieke problematiek en positieve ontwikkelingen zijn zaken die binnen een goed functionerende organisatie een vanzelfsprekendheid zijn.

Toezicht en verantwoording zijn zorgbreed: kwaliteit, organisatie, bemensing, cliënten, huisvesting, financiën, visie, strategie, omissies, het zijn allemaal onderwerpen waarover men zich kan (en moet) buigen. Ook alweer: zowel in goede tijden als in slechte tijden. Geen nieuws is goed nieuws mag ook geen uitgangspunt zijn. Balanceren is een kunst.

Competenties van het toezicht

Nog maar net komende vanuit het 'old boys network' zijn er belangrijke stappen gezet. In toenemende mate worden leden van RvT's extern geworven, ook met advertenties in de landelijke bladen. Zonder twijfel zal dit leiden tot een verruiming van de deskundigheden en competenties van het toezicht in de zorg. Het afscheid nemen van de 'oude wereld' is echter nog geen gemeengoed en is een van de redenen waarom toezicht op enkele plaatsen niet conform de vereisten is verlopen.

Een kritische houding ten aanzien van bestuur en beleid van een ziekenhuis is de belangrijkste competentie die toezichthouders behoren te praktiseren. In 2009/2010 is daarmee op menige plek iets misgegaan. Een kritische houding kan men overigens slechts aannemen als men ook inhoudelijk kennis heeft van en inzicht heeft in de exploitatie van een ziekenhuis, ieder op zijn eigen terrein (verticaal), maar zeker ook als collectief (horizontaal). Meer specifieke inbreng is interessant en vaak noodzakelijk, maar niet-specifieke competenties evenzeer. Hierbij wordt gedoeld op het hebben van inzicht, invoelingsvermogen, kunst van waarnemen, aanvoelen, analytisch vermogen, gezag, toegevoegde waarde en andere vaak als 'zacht' gekarakteriseerde eigenschappen. Ze zijn echter keihard. Zonder deze eigenschappen is iemand geen competente toezichthouder.

Aanvullend is het essentieel dat een RvT breed is samengesteld (dat is een open deur), overigens zonder overmatig krampachtig te worden. Goede kandidaten voor het vervullen van een vacature kunnen wel eens belangrijker zijn dan het zoeken naar een speld in een hooiberg als men een jurist met zorgervaring zoekt (als voorbeeld).

Het hebben van inzicht in de zorg(sector) in het algemeen, een specifieke branche, en het zorgaanbod van de organisatie waarop men toezicht houdt, is zonder meer noodzaak nummer één. Dat wil dus zeggen dat als een kandidaat deze kennis nog niet heeft, hij zich die kennis vóór het aanvaarden van een toezichtfunctie eigen moet maken of die versneld machtig moet worden als hij in functie treedt. Velen (ook nieuwe toetreders) vergeten dat en weten na een jaar nog niet hoe een diagnosebehandelingcombinatie (DBC) werkt, wat het primaire zorgproces inhoudt en welke risico's een ziekenhuis tegenwoordig loopt. Daarmee treden ze dan regelmatig in de voetsporen van hun voorgangers. Oude wereld en nieuwe wereld zijn dan zeer confronterend. De wereld na Hoogervorst is wezenlijk anders dan de wereld ervoor, wat men daar ook van vindt.

De komende jaren zullen er tal van vacatures zijn in RvT's. Mede als gevolg van de lange zittingsperioden van vóór de governancecodes worden veel leden van RvT's vervangen. Schattingen lopen uiteen van vijf- tot tienduizend vacatures tot 2015 zorgbreed. De vraag is waar we de mensen met de vereiste kwaliteiten vandaan halen.

Complexiteit van de zorg

Weinig sectoren (inclusief de marktsectoren) zijn zo complex als de zorgsector. De uitermate ingewikkelde wet- en regelgeving, de financiële processen, de logistiek, de zorgketens, het primaire proces, de politieke en publieke factoren maken dat het besturen van een ziekenhuis en het toezicht daarop geen sinecure zijn. Dat geldt vooral in de huidige tijd: de wereld verandert bijna per week (afhankelijk van Tweede Kamerdebatten, incidentenpolitiek en gewijzigde inzichten). Dit is een gegeven, men moet er niet om rouwen, het is inherent aan het opereren binnen het publieke domein, maar frustrerend is het soms wel.

Ook de omvang van een zorgaanbieder geeft aan dat we hier niet te maken hebben met de MKB-sector (midden- en kleinbedrijf). Ziekenhuizen hebben omzetten van vele tientallen miljoenen tot vele honderden miljoenen, het aantal medewerkers loopt van enkele honderden tot duizenden en het aantal cliënten van vele duizenden tot tienduizenden. Samen zorgen ze voor een omzet van ruim vijftien miljard euro. Introductie van de sector op de beurs in Amsterdam zou een indrukwekkend effect hebben.

Nieuwe complexiteit wordt verzoorzaakt door de competitie die zorgaanbieders in toenemende mate met elkaar aangaan. Risico's nemen toe en inzicht in de markt, de vraag van cliënten en de concurrentie is niet meer te ontwijken. Het is menens.

Deze omvang en de daarbij horende risico's vergen professionaliteit op alle fronten; van bestuur tot verzorgenden, daarbij ondersteund door een excellente RvT.

Relatie met specialisten

Governance in relatie tot de positie van de specialisten in het ziekenhuis wordt als een probleem ervaren. Dat geldt ten opzichte van de specialisten in loondienst, maar in hoge mate voor de maatschappen en vrijgevestigden. Kwaliteit van de zorg, en dus ook de kwaliteit van degenen die de zorg metterdaad leveren, is een verantwoordelijkheid van het bestuur van een ziekenhuis, en een getrapte verantwoordelijkheid voor de RvT. Dat was al zo, maar het is nu pregnant zichtbaar geworden. Openbaarheid van de kwaliteit van de zorg heeft dat bewerkstelligd. Specialisten vervullen in de geboden kwaliteit van de zorg een vooraanstaande rol: als in *hun* handelen iets fout gaat, heeft dat vaak vergaande consequenties. Kritiek op de inhoud van handelen, de terechte emotie die dat veroorzaakt, de schuldvraag en ten slotte de imagoschade die dat voor een ziekenhuis in toenemde mate oplevert, zijn het gevolg.

De verantwoording die specialisten en de medische staf als geheel moeten afleggen aan het bestuur, is een bijzondere. Toelatingsovereenkomsten hebben tot nu toe onvoldoende jurisdictie om deze relatie van de vereiste omvang te laten zijn. Het wordt hoog tijd dat dit ook formeel beter geregeld wordt. In welke vorm dan ook moet een ziekenhuis op goede gronden gebaseerd een onvoldoende functionerende specialist ter (formele) verantwoording kunnen roepen en zal een falende specialist het ziekenhuis moeten verlaten.

Niet in de laatste plaats is dit zeer gewenst omdat als gevolg van de omissies in enkele ziekenhuizen in 2009 en 2010 de minister de verantwoordelijkheid voor ook dat deel van de zorg in een ziekenhuis bij de bestuurders en toezichthouders heeft gelegd. Informeel was dat al zo, maar nu is dat formeel bevestigd door het hoogste gezag.

In hun relatie met specialisten hebben ziekenhuizen een zwakke positie, omdat bij veel specialismen sprake is van een onvoldoende aanvoer van plaatsvervangers. Nog steeds is de sector genormeerd waar het het aantal opleidingsplaatsen en de toegang tot de academische studie betreft. We spreken dus in een liberaliserende sector van een schaarste van diegenen die een cruciale rol vervullen binnen het systeem. Ziekenhuizen zijn daardoor onvoldoende in staat een specialist te vervangen. Deze weeffout in het systeem dient met spoed te worden hersteld, hij komt voort uit een oude wereld.

Deconfitures

In 2009 hebben zich de eerste deconfitures voorgedaan in de ziekenhuissector. Er zullen er de komende jaren nog enige volgen. Is daar iets mis mee? Neen, integendeel. In het algemeen leggen deconfitures zwakke plekken bloot die, teneinde de dienst of het product te laten voortbestaan, vragen om verbetering van die plekken. Dat is in de marktsector zo, en dat is nu ook van toepassing op de zorgsector. Niet altijd zijn de problemen het gevolg van de nieuwe wet- en regelgeving, al krijgt die wel vaak de schuld. Veeleer legt zij zwakke plekken bloot die al langer aanwezig waren in een organisatie, maar onder de oude wet- en regelgeving buiten de aandacht konden blijven, dan wel bekostigd bleven worden conform de nacalculatorische bekostigingssystematiek. Dat is nu bijna verleden tijd.

In dit kader zijn bestuurders en RvT's geconfronteerd met een nieuwe werkelijkheid. Het bestaansrecht van een ziekenhuis is niet meer verzekerd. Bestuurders zullen op gepaste afstand van de RvT dat bestaansrecht zeker moeten stellen. Dat vereist toenemende stuurmanskunst, nieuwe competenties en bovenal de daarbij vereiste beoordelingskwaliteiten van de RvT's. Ziekenhuizen zijn gewone organisaties die failliet kunnen gaan. Dat is een consequentie van een liberaliserende omgeving.

Ook het Early Warning System (EWS), het vroegtijdig melden van mogelijke actuele en toekomstige financiële problematiek, wordt onderdeel van bestuur en toezicht. Eind 2009 heeft de minister deze verantwoordelijkheid bij de bestuurders en toezichthouders gelegd. De Nederlandse Zorgautoriteit (NZa) en de Inspectie voor de Gezondheidszorg (IGZ) krijgen daarbij ook een taak, maar het is met nadruk het ziekenhuis zelf dat de bedoelde signalen moet afgeven. Het lijkt op de systematiek die voor beursgenoteerde fondsen geldt: inzicht bieden in de ontwikkelingen die van invloed zijn op koers en aandeelhouderschap.

Wet- en regelgeving

Er is veel kritiek op de steeds schuivende wet- en regelgeving en de onzekerheid omtrent de richting van beleid en de daaraan gekoppelde maatregelen. Die kritiek heeft twee kanten.

In de eerste plaats dient een regelende overheid de onzekerheden die men veroorzaakt, zo veel mogelijk te beperken. Verantwoordelijke bewindslieden behoren zo te handelen. Duidelijk is dat degenen die moeten acteren zoals de bewindslieden wensen, dit pas in voldoende mate doen als zij omtrent dat handelen ook voldoende zekerheid hebben in het licht van continuïteit en toepasbaarheid. Aan dat laatste ontbreekt het per definitie in het publieke domein.

In de tweede plaats dient de sector zelf te beseffen dat zij hoofdzakelijk binnen het publieke domein functioneert. Als de sector dat niet accepteert, is het beter elders voldoening te zoeken. Wel is het een taak van degenen die volhouden, om Den Haag voortdurend te prikkelen met argumenten die politici aan het denken moeten zetten. Deze balancering is een belangrijk onderdeel van ons politieke en maatschappelijke stelsel.

Elkaar de maat nemen

Net zoals een RvT functioneringsgesprekken heeft met de bestuurders, zal een professionele RvT zichzelf moeten beoordelen. Daarnaast gaat men het gesprek aan met de bestuurders over hun waardering voor de RvT. Geregeld een toezichthouder van een andere organisatie betrekken bij die oordeelsvorming kan ook dienen als een hulpmiddel voor een oordeel over het eigen functioneren.

De voorzitter van een RvT houdt jaarlijks individuele beoordelingsgesprekken met zijn teamleden en gezamenlijk bespreekt de raad volgens een bepaald stramien het funtioneren in het afgelopen jaar en de werkzijze voor het volgende jaar. Dat is voor menig RvT niet eenvoudig, maar een interne kritische houding hoort tegenwoordig bij het signaleren van kwetsbaarheden die direct van invloed zijn op het kritisch volgen van de organisatie waarop men toezicht uitoefent.

Toevoegde waarde en een hoge mate van aanwezigheid bij de vergaderingen zijn belangrijke meetpunten voor het functioneren van een lid van een RvT.

Toezicht op toezicht

Liberaliseringsprocessen gaan vaak gepaard met remmende tegenmaatregelen. De volksvertegenwoordiging vindt aan de ene kant dat een sector vrijheden kan worden verleend ten aanzien van de uitvoering van een in essentie nog steeds publieke sector, maar vertrouwt vervolgens de spelers niet. Dat noemen we 'remmen en gas geven tegelijk'. Verkeerd handelen door de spelers ten aanzien van de aan hen verstrekte vrijheden, bevordert die aanpak in hoge mate.

De intensiteit van toezicht door publieke instanties neemt in de regel toe. Ook zij zijn hun positie aan het verkennen. De RvT's van ziekenhuizen dienen ook ten opzichte van deze instanties (NZa, IGZ, Nederlandse Mededingingsautoriteit (NMa), enz.) uit te stralen dat het interne toezicht dusdanig geregeld is dat deze organisaties op gewenste afstand kunnen blijven. Verticaal en gedetailleerd toezicht houden door de publieke instanties kan dan achterwege blijven. Uiteindelijk zullen we moeten streven naar *horizontaal* toezicht vanuit het publieke domein, net zoals de fiscus overeenkomt met organisaties die hun (administratieve en financiële) organisatie op orde hebben. Zover is het in de zorgsector nog niet, derhalve is er regelmatig sprake van toezicht op toezicht.

Nevenfunctie

De vraag is of de term 'nevenfunctie' in het kader van het vervullen van een toezichtrol in het algemeen en dus ook in de ziekenhuissector nog van toepassing is. De term heeft iets onprofessioneels dat onrecht doet aan de zwaarte van de functie. Hij bevestigt het beeld dat velen hebben: in de avonduren onder genot van een broodje verhalen aanhoren van bestuurders. Echter, toezicht houden doe je er niet zomaar bij. De hiervoor beschreven beelden van de sector en de problematiek waarmee de sector tegenwoordig te maken heeft, vergen meer dan een broodje en het aanhoren van verhalen. Dat moet de toezichthouder beseffen, uitstralen en laten zien aan omstanders van het ziekenhuis. In dat kader suggereert de term 'nevenfunctie' iets anders; het is gewoon een functie, zonder 'neven'.

Het wordt hoog tijd dat we toezicht houden als een functie benaderen die ertoe doet. Dat we dat in minder tijd kunnen doen dan een fulltime-equivalent doet niet ter zake. Toezicht houden is een vak.

8a Prestatie-indicatoren: minder is meer

M.J.A. Tasche

Marjolein Tasche is arts en lid van de Raad van Bestuur van het HagaZiekenhuis.

Inleiding

Begin 2004 verscheen de eerste basisset prestatie-indicatoren van de Inspectie voor de Gezondheidszorg (IGZ). Daarmee had de inspectie een nieuw instrument om op structurele wijze het gefaseerde toezicht vorm te geven. Het afleggen van verantwoording over de kwaliteit van zorg is hiermee een nieuw tijdperk ingegaan met meer mogelijkheden voor externe en interne sturing. Inmiddels kennen we vele indicatoren: gebundeld in Zichtbare Zorg Ziekenhuizen (ZZZ) maar ook additionele sets van met name solitaire zorgverzekeraars. Nu we ruim vijf jaar ervaring hebben, dringt zich evenwel de vraag op of het aantal van de indicatoren niet nog eens goed moet worden bestudeerd.

De basisset prestatie-indicatoren die in 2004 is geïntroduceerd, bestond uit vragen over de meetbare aspecten van de verleende zorg van ziekenhuizen, die de kwaliteit, de veiligheid en de doelmatigheid van de zorg inzichtelijk maken. De vastgestelde prestatie-indicatoren werden aan de ziekenhuizen gepresenteerd als voldongen feit en leidden binnen de ziekenhuiswereld tot verdeelde reacties en een zeker ongenoegen. Toch werkten de ziekenhuizen, ondanks het soms ontbreken van een wettelijke plicht, mee aan het nieuwe fenomeen, omdat het tot op zekere hoogte overeenkwam met het gewenste meetsysteem voor kwaliteit van zorg. Het sloot aan bij de koers van de Nederlandse ziekenhuizen.
Al sinds de jaren negentig van de vorige eeuw bestonden er verschillende initiatieven om een systeem te ontwikkelen om de kwaliteit van zorg te kunnen meten. Zo vroegen de NVZ vereniging van ziekenhuizen en de NFU (Nederlandse Federatie van Universitair Medische Centra) samen met de Orde van Medisch Specialisten en onderzoeksinstituten om een voorstel te ontwikkelen, het CBO Kwaliteitsinstituut voor de gezondheidszorg begon een lobby bij het Ministerie van VWS en later kwam de orde zelf nog met een voorstel. Ziekenhuizen in het buitenland maakten al langer gebruik van een vorm van kwaliteitsindicatoren en Nederland kon en wilde niet achterblijven.

Bruikbare gegevens

De basisset prestatie-indicatoren is bedoeld om de uitoefening van het toezicht door de inspectie te verbeteren. Maar de indicatoren hebben meer te bieden. Ze verschaffen een antwoord op de roep vanuit de samenleving om transparantie; consumenten – en hun vertegenwoordigers – eisen in toenemende mate inzicht in de kwaliteit van zorg.

Aan de manier waarop de gegevens nu voor het publiek worden gebruikt, kleeft een groot nadeel. De nuance ontbreekt. De prestatie-indicator is een getal met vaak een toelichting van zo'n twee pagina's tekst. Zonder de toelichting is het getal weinigzeggend. Toch vergelijken de media de ziekenhuizen met elkaar op grond van de getallen zonder de toelichting.

Voor ziekenhuizen bieden sommige prestatie-indicatoren goede en nuttige managementinformatie, bruikbare gegevens om de organisatie te monitoren én de kwaliteit te verbeteren. Van deze interne toepassing maakt het Haga-Ziekenhuis graag gebruik. Zeker sinds het ziekenhuis in 2009 de overgang heeft ingezet naar een decentrale organisatie, waarin eenheden een eigen verantwoordelijkheid hebben op het gebied van productie, kwaliteit en de inzet van menskracht en middelen. In de managementcontracten die het HagaZiekenhuis sluit met de eenheden, worden niet alleen afspraken opgenomen over productie, hrm-gegevens (humanresourcesmanagement), financiën en jaardoelen, maar ook over de kwaliteit van zorg. Voorheen was het nauwelijks mogelijk om kwaliteit in cijfers uit te drukken, maar dankzij de indicatoren kan een indicatie van de kwaliteit van processen en uitkomsten van de zorg worden benoemd. In het HagaZiekenhuis kan het management elk kwartaal de koers van de eenheden op vijf aspecten beoordelen en eventueel bijstellen.

Zinnig, zuiver en haalbaar

De theorie achter de prestatie-indicatoren is mooi, geschikt voor sturing, maar in de praktijk zijn ze niet allemaal even geschikt voor onderlinge vergelijking. Wat maakt de 'succesvolle' indicator? Wat moet een indicator hebben om door de professional en het management gewenst te zijn? Wanneer zijn we benieuwd naar de uitkomst? Ook de bruikbaarheid is sterk afhankelijk van de methode van registreren en opvragen.

1 De indicator is zinnig: hij staat daadwerkelijk voor de kwaliteit van zorg. In de praktijk betekent dit dat medisch professionals, consumenten, verzekeraars en management (aantoonbaar) achter de indicator moeten staan.

2 De indicator is valide en betrouwbaar. Valide: gezond, betrouwbaar, de uitkomsten komen overeen met de werkelijke waarde. Betrouwbaar: precies en reproduceerbaar. Ze zijn gemakkelijk opvraagbaar; er hoeven geen extra handelingen te worden verricht om de gegevens te verkrijgen, er is geen aparte telling of vertaalslag nodig.

3 De indicator is eenvoudig berekenbaar, en zo mogelijk real time; liefst te verkrijgen zonder allerlei extra handelingen, geen vertaalslagen, en liefst op elk moment te checken. Er is niet slechts één meetmoment per jaar.

Een voorbeeld van een indicator die niet real time is, is de prevalentie van decubitus. Deze indicator wordt – volgens de voorschriften – bepaald door het voorkomen van decubitus eens per jaar te meten in het hele ziekenhuis.

De kunst van het weglaten: zuinig

Voor de inspectie, verzekeraars, ziektegerelateerde sites en ten behoeve van interne sturing produceert het ziekenhuis jaarlijks alle indicatoren. Maar de lijst met prestatie- en ZZZ-indicatoren is enorm. Het is dus de kunst om te focussen. Een leidraad voor het kiezen van de indicatoren voor sturing is de strategie van het ziekenhuis. Welke indicatoren passen bij de kernwaarden en de zwaartepunten van het beleid? Indicatoren rondom deze thema's krijgen daarom meer betekenis bij de interne sturing.

De keuze voor bruikbare prestatie-indicatoren wordt vergemakkelijkt doordat in de praktijk blijkt dat niet alle indicatoren even zwaar wegen voor een ziekenhuis. Grofweg zijn drie soorten te onderscheiden.

Om te beginnen zijn er indicatoren die de professional interessant vindt. Indicatoren die de organisatorisch manager en de medisch manager zelf graag bespreken. De professional heeft zelf ook belang bij deze indicatoren en is bereid er energie in te steken. Het zijn essentiële waarden, essentiële cijfers voor de zorg. Ook de Raad van Bestuur vindt ze belangrijk en wil met deze indicatoren zo goed mogelijk voor de dag komen. Het ziekenhuis wil zich continu verbeteren op dit onderwerp. En ook belangrijk: het ziekenhuis wil zich op dit terrein kunnen vergelijken met andere ziekenhuizen. Indicatoren van dit eerste soort zijn vaak de zorginhoudelijke indicatoren, zoals het aantal heroperaties na een bepaalde ingreep, cataract, infecties en borstkanker.

Daarnaast zijn er de prestatie-indicatoren die de professional minder belangrijk vindt, maar waarmee het ziekenhuis zichzelf wel in de etalage kan zetten. De consument is er (mogelijk) in geïnteresseerd, waardoor deze indicatoren als vanzelf belangrijk zijn. Ook wat betreft deze indicatoren wil het ziekenhuis zo goed mogelijk scoren en goed vergelijkbaar zijn met andere ziekenhuizen. Deze indicatoren zijn veelal specialismenoverstijgende, organisatiebrede indicatoren, bijvoorbeeld indicatoren die aangeven hoe lang een patiënt moet wachten op een bepaalde ingreep, ketenzorg en de indicator 'individueel functioneren medisch specialist' (IFMS).

Ten slotte zijn er prestatie-indicatoren waarvan de broninformatie ter discussie staat of waarvan de broninformatie zo onbetrouwbaar is dat de indicatoren weinig zeggen. Het ziekenhuis wordt geacht ze aan te leveren en doet dat ook, maar het levert weinig op behalve veel papierwerk. Deze indicatoren leveren nog geen bruikbare managementinformatie en hebben hierdoor beperkte invloed op kwaliteitsverbetering, soms wel op ongefundeerde beeldvorming bij consumenten. Dat is bijvoorbeeld het geval met de ruwe sterftecijfers.

Van deze derde categorie prestatie-indicatoren zouden er – met een goede onderbouwing – heel wat geschrapt kunnen worden. Bovendien kan de ongelimiteerde groei van indicatoren niet langer doorgaan. Voor elke nieuwe indicator zou er eigenlijk een moeten afvallen, maar in de praktijk komen er alleen maar indicatoren bij. De basisset indicatoren is al gegroeid naar tientallen sets en daar komen nu nog de aandoeningsgerichte indicatoren van Zichtbare Zorg Ziekenhuizen bij; binnenkort moeten voor tachtig aandoeningen elk vijf tot zes indicatoren worden aangeleverd. Dat leidt tot ontzettend veel administratie en het is de vraag wie in wat geïnteresseerd is. Met de administratie van de prestatie-indicatoren zijn in het HagaZiekenhuis jaarlijks zeker vijf mensen fulltime bezig; evenveel mensen als een complete nachtdienst op een verpleegafdeling. Dat kan toch niet de bedoeling zijn van het afleggen van verantwoording over de kwaliteit van zorg?

Tijdrovend handwerk

Dat het aanleveren van de indicatoren zo veel manuren kost, komt deels doordat de gegevens nog niet standaard in onze systemen zijn vastgelegd. De data moeten handmatig uit dossiers worden gehaald. Dat is soms een hele zoektocht en het is bovendien foutgevoelig. Op de meeste afdelingen (in de meeste ziekenhuizen) is er nog geen elektronisch patiëntendossier (EPD) of digitaal basisdossier en op afdelingen waar dat wel het geval is, zijn de verpleegkundige handelingen daar nog niet in geïntegreerd. Dus ook dat blijft voorlopig handwerk.
Het HagaZiekenhuis investeert enkele tientallen miljoenen euro's om de eigen informatie- en communicatietechnologie (ICT) op orde te brengen. Dan verdwijnt het handwerk en neemt de betrouwbaarheid toe. Hoe meer alle gegevens direct bij de bron, bij het patiëntencontact, digitaal worden vastgelegd, hoe beter en betrouwbaarder de gegevens worden. Een foutgevoelige vertaalslag of codering is dan niet langer nodig. De toekomstige situatie levert cijfers op die voor alle betrokkenen bruikbaar zijn. Echter, het belangrijkste blijft de afweging of de indicator zinnig is. Dit behoeft een scherpe afweging bij de start en continue evaluatie.

Minder is meer

De prestatie-indicatoren helpen de ziekenhuizen op weg naar transparantie en zinnige sturing op kwaliteit. Het woord 'zinnig' is essentieel: zinnig zonder zuiver en zuinig is niet mogelijk. Het moet mogelijk zijn in de toekomst de kwaliteit van zorg te bewaken met minder indicatoren van een betere kwaliteit. Minder is meer! Het kan bijna geen toeval zijn dat 'ZZZ' ook de afkorting is van Zichtbare Zorg Ziekenhuizen. Indicatoren waar het ziekenhuis en de patiënt belangstelling voor hebben en waar ze iets mee kunnen. De patiënt moet kunnen kiezen uit het zorgaanbod en het ziekenhuis moet de kwaliteit van de geboden zorg kunnen verbeteren.

8b Indicatoren in het ziekenhuis, de weg naar volwassenheid

M. Verkoulen

Michiel Verkoulen is senior consultant bij Buitenhuis Advies.

Bestuurder Marjolein Tasche schetst in het vorige hoofdstuk het beeld van de dilemma's waar het ziekenhuis voor staat wat betreft prestatie-indicatoren, heel helder en eerlijk. Eerlijk over het gegeven dat de ontwikkeling naar meer transparantie wenselijk en niet te vermijden is maar wel keuzes vergt. Helder omdat de cruciale afwegingen bij die keuzes voor de ziekenhuis-bestuurder geschetst worden.

Leiderschap gevraagd

Zoals veel andere vraagstukken voor de bestuurder in het ziekenhuis, vergt het vraagstuk van het snel groeiende aantal indicatoren leiderschap. Op ver-schillende plaatsen in de zorg wordt nog gedaan alsof de ontwikkeling naar grotere transparantie van de kwaliteit van zorg met behulp van indicatoren te stuiten is of zelfs onwenselijk is. Die opvatting geeft onvoldoende reken-schap van de ontwikkelingen bij cruciale stakeholders van zorgaanbieders. Patiënten, zorgverzekeraars, politici, toezichthouders en de media vragen om transparantie van veiligheid, proces en medische uitkomsten. Met recht en reden, zorg is immers van groot maatschappelijk belang en vergt een forse collectieve en private investering. Dat is een gegeven. Bij het belang van zorg past in een moderne maatschappij transparantie. Dit vergroot de verantwoording over de kwaliteit en veiligheid van zorg. Tasche doet niet af aan die verantwoordelijkheid en omarmt de opdracht die daarmee gepaard gaat. Dat is leiderschap tonen aan de betrokkenen binnen en buiten het ziekenhuis.

Tasche wijst wel, ook hier met recht en reden, op het belang van keuzes maken bij het opleveren van indicatoren. De hoeveelheid en de complexiteit van de vereiste indicatoren groeien explosief (figuur 8.1).

Zeker op korte termijn zijn daarbij keuzes noodzakelijk. Om een indicator extern op te leveren, is een flinke investering nodig van het ziekenhuis. De juiste data moeten geregistreerd worden, de data moeten geëxtraheerd wor-den uit vaak verschillende databronnen van uiteenlopende kwaliteit, de data moeten gevalideerd worden door een verantwoordelijk arts en uiteindelijk door de Raad van Bestuur gepubliceerd worden. Dat vergt, zeker bij nieuw ontwikkelde indicatoren, een investering in software voor registratie, data-extractie en validatie en een investering in processen en mensen. Registra-ties gebeuren op dit moment in het ziekenhuis op talloze verschillende manieren en met talloze verschillende systemen. Individuele afdelingen

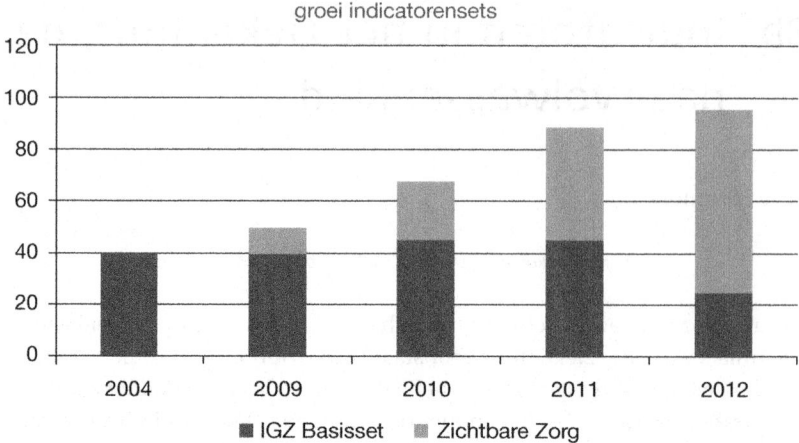

Figuur 8.1 Groei aantal sets indicatoren.

zien het belang van het opzetten van een goede registratie voor hun afdeling, waardoor ziekenhuisbreed wildgroei kan ontstaan en 'verwarring' voor degenen die registreren. Een echte verbetering daarvan gebeurt van bovenaf gecoördineerd en eenduidig, bij voorkeur met eenzelfde systeem voor het hele ziekenhuis, dat (geleidelijk) bij alle eenheden wordt ingevoerd. Dat is een wenselijke maar kostbare operatie die het beste door het bestuur kan worden aangestuurd. Als het registreren van indicatoren niet gemakkelijk real time in het zorgproces ingepast kan worden, blijkt de animo bij de professionals – begrijpelijk – klein. Als bovendien niet glashelder is waartoe het registreren dient, besteden verpleegkundigen en artsen hun tijd liever aan het verlenen van zorg. Het kiezen van de meest waardevolle en noodzakelijke indicatoren waarin geïnvesteerd gaat worden, biedt een oplossing.

Het maken van keuzes helpt bij het bestuurbaar houden van de hoeveelheid managementinformatie waarmee gewerkt kan worden. Er zijn voor het ziekenhuis zelf immers grote voordelen te behalen met de informatie die de indicatoren opleveren. Er kan gestuurd worden op uitkomsten, op kwaliteit. Vergelijkingen en benchmarks zijn mogelijk, longitudinaal en tussen instellingen onderling. In verschillende ziekenhuizen worden inmiddels met enige regelmaat gesprekken gevoerd waarin (medisch) managers per eenheid verantwoording afleggen over de geleverde kwaliteit van zorg. Indicatoren zijn belangrijke aanknopingspunten voor een dergelijk gesprek. Daarbij zij opgemerkt dat een indicator ook niet meer is dan dat: een indicatie van de kwaliteit van onderliggende processen. In diverse onderzoeken is al vastgesteld dat de kwaliteit van zorg idiosyncratisch is en eigenlijk pas achteraf, na een behandeling waarin zorgaanbieder én patiënt een rol hebben, vastgesteld kan worden. Niettemin zijn indicatoren, mits die caveat in het achterhoofd wordt gehouden, een aardig instrument om het gesprek over de kwaliteit van zorg te starten.

De exponentiële groei van het aantal indicatoren, met name onder de vlag van Zichtbare Zorg, en de nog verre van vlekkeloze operatie die Zichtbare Zorg is, zijn ook redenen om keuzes te maken. Dat geldt te meer gezien de niet te stuiten drang van zorgverzekeraars om ook naast Zichtbare Zorg, de basisset van de IGZ en de patiënttevredenheidsindexen (Consumer Quality Index; CQ-index) nog eigen informatie op te vragen. Ook hier wordt moed gevraagd van de bestuurder. *First things first.* De ziekenhuisbestuurder toont daarmee aan oog te hebben voor de noden van verpleegkundigen en artsen die de registratielast veelal moeten dragen. Als adviseur die met enige distantie het onderhandelingsproces tussen ziekenhuis en zorgverzekeraar beschouwt, blijft mij opvallen dat het ziekenhuis zijn positie in die onderhandelingen nog wel eens onderschat. Op basis van visie en steekhoudende argumenten af en toe eens *nee* zeggen tegen een verzoek zou, ook zonder met andere ziekenhuizen gecoördineerde actie en/of inmenging van de NVZ vereniging van ziekenhuizen, mogelijk moeten zijn. Tasche beschrijft immers dat in het HagaZiekenhuis vijf mensen fulltime bezig zijn om te voldoen aan de externe informatievraag. Dat is, zo concludeert zij zelf ook, (te) veel.

Maak de arts verantwoordelijk

De oplossing daarvoor vergt echter meer dan het maken van keuzes en het bewust niet uitleveren van indicatoren. Het vergt een investering in het registratie- en ontsluitingsproces dat organisatiebreed gedragen wordt. Hiertoe behoort ook het decentraal beleggen van verantwoordelijkheden. Uiteindelijk is de arts of medisch manager van een eenheid verantwoordelijk voor de registratie en validatie van noodzakelijke informatie. Naast een investering in de kwaliteit van de data dient ook van hen gevraagd te worden de noodzaak van (registratie en validatie van) indicatoren op waarde te schatten en daar verantwoordelijkheid voor te nemen. Idealiter worden deze verantwoordelijken dan ook bij de selectie van indicatoren betrokken. Non-compliance op basis van ondeugdelijke argumenten kan niet geaccepteerd worden, ook dat vraagt leiderschap.

Tot dusver hebben we geconstateerd dat er veel moed en leiderschap gevraagd wordt van de ziekenhuisbestuurder. En ik heb Tasche gecomplimenteerd met het feit dat zij er blijk van geeft die handschoen op te pakken. Maar natuurlijk blijft er wel iets te wensen over. Zo geeft Tasche aan dat sommige indicatoren door zorgaanbieders als inaccuraat of oneigenlijk worden gezien. Het voorbeeld daarvan zijn de ruwe sterftecijfers. De buitenwereld, wetenschap, overheid, toezichthouders, zorgverzekeraars en patiëntenorganisaties, vinden de *Hospital Standardized Mortality Rate* (HSMR) echter wel een waardevolle indicator. Degene die klaagt over zeggingskracht en accuratesse van de indicator, geeft zichzelf de opdracht met betere alternatieven te komen. De NVZ en de Orde van Medisch Specialisten moeten daar, met inschakeling van hun wetenschappelijke banden, toe in staat worden geacht.
De achtergrond hierbij is de nuancering die geldt bij alle keuzes die tot dusver zijn besproken: keuzes maken is goed, maar het extern opleveren van alle (ZZZ- en IGZ-)indicatoren is uiteindelijk wel verplicht. Terwijl de bestuurder voor dit jaar en misschien volgend jaar kiest, dienen voorbereidingen op vol-

ledige oplevering te worden getroffen. Met het treffen van de juiste maatregelen moet dat ook kunnen. Alleen dan kan de belofte van kwaliteitstransparantie worden ingelost: grip op de kwaliteit van zorg voor patiënten, zorgverzekeraars en ziekenhuisbestuurders; profilering van ziekenhuizen op basis van kwaliteit; kiezen op basis van kwaliteit in plaats van prijs echt mogelijk maken.

Op weg naar een cultuur van kwaliteit

Zowel in het vorige hoofdstuk van Tasche als in deze reactie daarop komen zeer veel aspecten aan bod. Strategische keuzes tot profilering van het ziekenhuis, externe verantwoording en marketing bij zorginkoop enerzijds. Anderzijds de mogelijkheid tot sturen op basis van indicatoren, slim(mer) registreren en het decentraal beleggen van verantwoordelijkheid. Het belang en de veelheid van aspecten die samenhangen met indicatoren, betekenen dat een aanpak coördinatie en overzicht vergt. Een integrale aanpak beschouwt deze aspecten gecoördineerd en in zijn geheel en wordt overkoepelend aangestuurd vanuit het bestuur. Alleen dan kunnen fundamentele verbeteringen van de informatievoorziening in en om het ziekenhuis daadwerkelijk worden ingezet voor een cultuur van kwaliteitsverbetering. Rekenschap geven van de wens uit de samenleving tot transparante kwaliteitsinformatie en inzien dat daarmee een verbeterslag kan worden gemaakt, ziekenhuizen betreden zo op het gebied van indicatorenbeheer de weg naar volwassenheid.

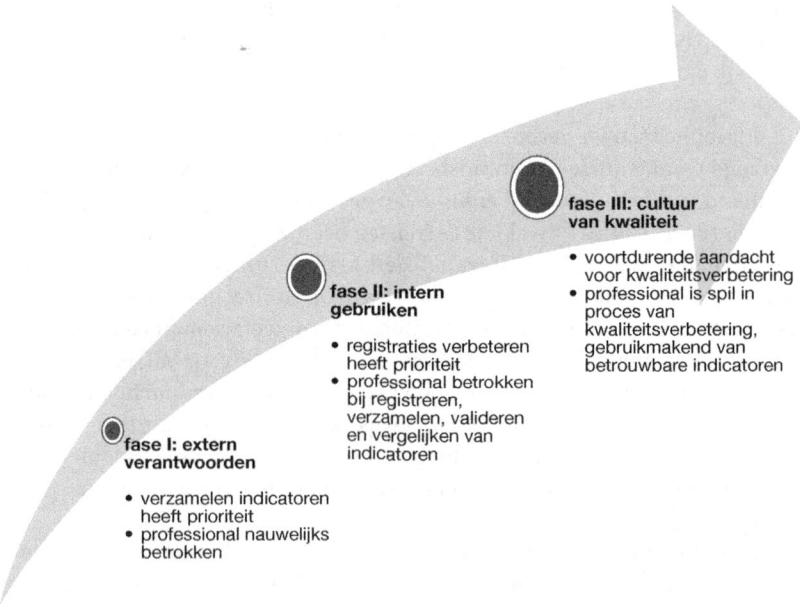

Figuur 8.2 Stappen van kwaliteitsbeleid.

9   Succesvol ondernemerschap: strategie en structuur combineren met aandacht voor mensen

E. Maagdelijn

> *Ed Maagdelijn is partner van het strategisch adviesbureau zorgVuldig Advies. Ten tijde van het schrijven van dit hoofdstuk was hij als practiceleader Health Care werkzaam bij het internationale adviesbureau Hay Group.*

Het zijn boeiende tijden in de zorg. Veranderingen in wet- en regelgeving volgen elkaar in snel tempo op. Talent is schaars en de concurrentieverhoudingen in de zorg verschuiven snel. Zorgaanbieders zoeken een nieuwe balans tussen kwalitatief hoogwaardige en patiëntgerichte zorg. De zorgverzekeraars zijn vooral ook op zoek naar een efficiënte, kostenbewuste en transparante partner.

Zorgaanbieders moeten in deze roerige tijden vooral snel kunnen inspelen op nieuwe ontwikkelingen en handig kunnen manoeuvreren tussen steeds wisselende eisen en regels. Om dat goed te kunnen doen, komt het vooral aan op slim investeren in de eigen organisatie. De eigen medewerkers vormen daarbij een essentiële succesfactor. Zij staan immers aan de basis van de vertaling van de wens van de patiënt naar de meest efficiënte organisatie. Nog niet alle organisaties in de zorg lijken op de veranderende verhoudingen een passend antwoord te kunnen vinden. Het is pijnlijk te constateren dat een groot aantal organisaties in de zorg, door gebrek aan aandacht, zelfs de meest basale hrm-aangelegenheden (humanresourcesmanagement) nog niet op orde heeft. Denk daarbij aan een deugdelijke loon- en personeelsadministratie. Het zijn vaak juist die organisaties in de zorg die in zwaar weer komen, doordat er te weinig aandacht is voor de organisatorische inrichting, de betrokkenheid van medewerkers en de strategische macht van goed hrm-beleid.

Succesvolle organisaties in de zorg hebben het hrm-beleid op orde. Zij hebben dat beleid verbonden met alle lagen en disciplines van de organisatie, van werkvloer tot aan de Raad van Bestuur. Het is een instrument geworden om richting en inhoud te geven aan de uitdagingen die vanuit de buitenwereld op de organisatie afkomen.

Kortom, het verschil tussen het oude- en nieuwewerelddenken in de zorg is duidelijk zichtbaar op het vlak van het hrm-beleid. In het onlangs verschenen rapport *Zorg voor mensen, mensen voor de zorg* van het Zorginnovatieplatform is als belangrijke aanbeveling opgenomen dat zorginstellingen veel meer dan nu, het hrm-beleid een strategische positie moeten geven. Succesvolle orga-

nisaties hanteren een strategische planning, gebaseerd op (regionale) demografische ontwikkelingen in zorgvraag en arbeidsaanbod; het is de basis voor
doelgroep- en competentiegericht werven, scholen en het duurzaam inzetten
van werknemers.[1]

Het hrm-beleid een strategische positie geven, hoe doe je dat?

Hoewel er geen vast format bestaat voor een efficiënt hrm-beleid, is een
belangrijk uitgangspunt voor succes wel dat er een juiste balans moet zijn
tussen de harde en zachte elementen van de organisatie. Zaken als missie,
visie, leiderschapsstijlen en cultuur zijn net zulke belangrijke ingrediënten
als de organisatiestructuur, besturingsmodellen, wettelijke kaders en
concurrentieverhoudingen.
Door aandacht voor structuren te combineren met aandacht voor de medewerkers kan een organisatie in de zorg beweeglijker worden en verbeteren de
prestaties van de medewerkers. Niet alleen de structuur van de organisatie is
dan maatgevend voor de beslissingen, maar ook het inzicht in de vraag
welke kant het op moet en de betrokkenheid van de medewerkers bij de rea-
lisatie van die strategie zijn van belang.

Hoewel er dus geen uniform model bestaat voor een efficiënt hrm-beleid, is
het wel opvallend dat succesvolle organisaties in de zorg vaak typische kenmerken hebben:
- medewerkers die zich nauw betrokken en gewaardeerd voelen;
- inspirerende leiders, die de strategie niet alleen uitleggen maar medewerkers erbij betrekken;
- eenvoudige en efficiënte besturingsmodellen.
Deze drie punten vormen een belangrijk onderdeel van de hrm-agenda en
daarmee voor het realiseren van succesvol ondernemerschap in de zorg.
Hierna worden deze drie punten uitgewerkt.

Agendapunt 1. Medewerkers die zich nauw betrokken en gewaardeerd voelen

De gezondheidszorg is en blijft mensenwerk. Ondanks de enorme vlucht van
nieuwe technologieën zijn het de medewerkers in de zorg die het verschil
maken. De zorg heeft medewerkers nodig die veranderingsgezind zijn.
Betrokken mensen die meedenken in een breder perspectief dan alleen de
eigen opdracht. Een organisatie die medewerkers het gevoel geeft dat zij op
een positieve manier meewerken aan iets wat 'groter' is dan zijzelf, vergroot
de motivatie en betrokkenheid.
Om medewerkers betrokken te krijgen en te houden, is het nodig dat ze het

---

1   *Zorg voor mensen, mensen voor de zorg, Arbeidsmarktbeleid voor de zorgsector richting*
     2025. Advies van het Zorginnovatieplatform, november 2009.

totaalbeeld zien én begrijpen waar de organisatie naartoe gaat. Succesvolle organisaties in de zorg hebben vanuit het perspectief van een goed werkklimaat dan ook vier zaken op orde: 1 zij bieden mensen voldoende uitdaging, 2 ze bieden flexibiliteit qua inzet, 3 zij zorgen voor duidelijkheid over wat er wordt verwacht en 4 zij zorgen dat mensen genoeg erkenning krijgen voor hun prestaties.

Onderzoek van Hay Group Nederland, uitgevoerd in samenwerking met de Technische Universiteit Eindhoven, bij 3400 relaties toont aan dat een goed werkklimaat daadwerkelijk samenhangt met het succes van organisaties. Succes van organisaties bestaat in dit onderzoek uit drie elementen: werkplezier, (financiële) prestaties en innovatie. Het onderzoek laat zien dat verschillende klimaatdimensies (in totaal zijn twaalf klimaatdimensies onderzocht) effect hebben op verschillende elementen van organisatiesucces. Opvallende uitkomst is dat de dimensies die leiden tot werkplezier, niet dezelfde zijn als die leiden tot innovatie en (financiële) prestaties. Uit het onderzoek blijkt dat cohesie, welzijn en uitdaging in het werk de belangrijkste voorspellers zijn voor werkplezier, terwijl duidelijkheid en flexibiliteit de belangrijkste voorspellers zijn voor (financiële) prestaties. Externe focus en flexibiliteit voorspellen met name de innovatiekracht van organisaties.[2]

In figuur 9.1 is het werkklimaat van de meest succesvolle organisaties (top 15%) afgezet tegen de rest van de organisaties in het onderzoek. Te zien is dat in succesvolle organisaties het werkklimaat over nagenoeg de hele linie beter is dan in minder succesvolle organisaties. Alleen op de klimaatdimensies regels & procedures en routines zijn er geen verschillen tussen succesvolle organisatie en overige organisaties. Hiermee lijken klimaatdimensies een hygiënefactor: een minimum aan regels & procedures en routines is noodzakelijk om processen efficiënt te laten verlopen. Echter, een teveel aan in het bijzonder routines maakt organisaties bureaucratisch en minder flexibel en heeft een remmend effect op het succes van organisaties.

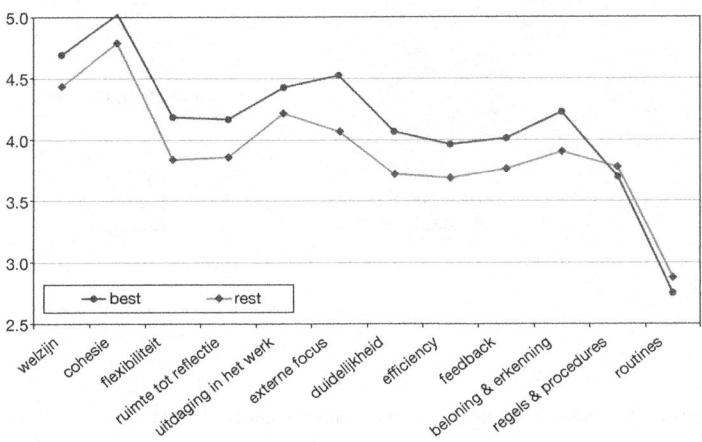

Figuur 9.1 Werkklimaat van meest succesvolle organisaties afgezet tegen overige organisaties.

---

2 *Onderzoeksrapport, werkklimaat, werkplezier is belangrijk maar de rest komt niet vanzelf. Hay Group, oktober 2008.*

Aandacht voor een goed werkklimaat is onder de continu veranderende omstandigheden in de zorg cruciaal voor het succes van organisaties. De uitdaging voor die organisaties is werken aan het werkklimaat in de volle breedte. Er zal een balans gezocht moeten worden tussen een werkklimaat dat gericht is op (financiële) prestaties, en een werkklimaat dat zich richt op innovatie. Kortom, een balans tussen de agenda van vandaag en die van de toekomst.

Agendapunt 2. Inspirerende leiders, die de strategie niet alleen uitleggen maar de medewerkers erbij betrekken

In het verlengde van een goed werkklimaat draagt leiderschap binnen organisaties voor een groot deel bij aan het succes van een organisatie. De leiderschapsstijl is namelijk in belangrijke mate van invloed op de cultuur van een organisatie. Die cultuur omvat alle normen, waarden, overtuigingen en aannames die de organisatie tijdens haar bestaan heeft verzameld. Het is de perceptie van mensen van 'de manier waarop we hier de dingen doen'. De cultuur van een organisatie wordt daarmee zichtbaar in de manier waarop mensen met elkaar omgaan en de manier waarop mensen omgaan met het systeem van de organisatie (zoals structuur, processen, richtlijnen en afspraken). Inspirerende leiders zijn de belangrijkste sleutel tot het veranderen van de cultuur van een organisatie. Zij kunnen de wijze waarop mensen met elkaar en met het systeem omgaan, beïnvloeden. Dit wordt zichtbaar in figuur 9.2.

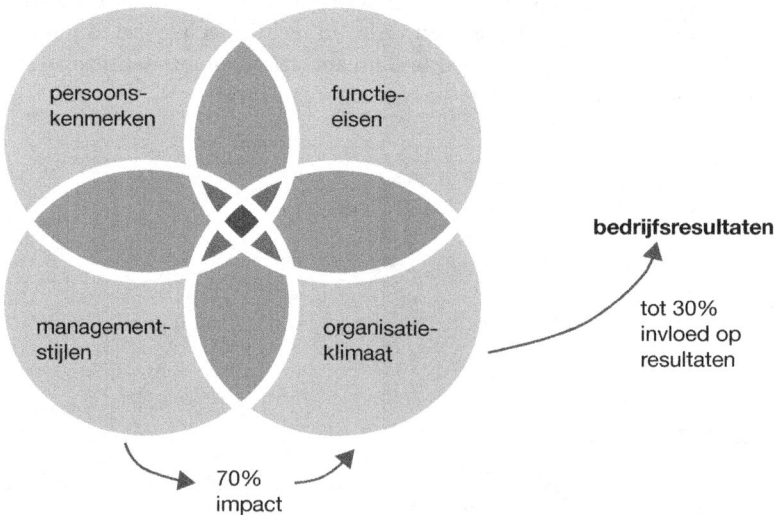

Figuur 9.2 Competenties van toekomstbestendige leidinggevenden in de zorg.

Het model in figuur 9.2 is gebaseerd op vijftig jaar onderzoek door Hay Group and McBer naar effectief leiderschap. Dit onderzoek toont aan dat de resultaten voor dertig procent bepaald worden door het organisatieklimaat. Het organisatieklimaat wordt voor zeventig procent beïnvloed door de leiderschapsstijlen.

Zeer succesvolle leiders hebben een breder repertoire aan managementstijlen waaruit zij kunnen putten, afhankelijk van de situatie. De gehanteerde managementstijlen worden onder andere bepaald door de persoonskenmerken van een individuele manager en de context van zijn specifieke functie/rol.

De specifieke context van de zorg vraagt om verbindend leiderschap en het scheppen van het juiste klimaat. Goede leidinggevenden kunnen het belang van de totale organisatie op een enthousiaste en duidelijke manier uitdragen aan alle betrokkenen. Het zijn leidinggevenden die het meedenken van anderen in de organisatie stimuleren en saamhorigheid creëren. Leidinggevenden in de zorg moeten zich dan ook afvragen: Hoe inspirerend en verbindend ben ik op dit moment voor mijn team?

Competenties van toekomstbestendige leidinggevenden in de zorg

Organisatiebewustzijn en impact
- In staat zijn om het volledige krachtenveld van de organisatie te doorgronden
- Bouwen van coalities en verwerven van draagvlak voor eigen ideeën
- Beïnvloeden van interne en externe partijen

Zelfinzicht en inzicht in anderen
- Inzicht in gedrag en drijfveren van gedrag, bij zichzelf en anderen
- Herkenning, erkenning en beheersing van eigen emoties en emoties van anderen

Teamleiderschap
- Doelen formuleren en missie en visie eenduidig vertalen voor het (de) team(s)
- Visie en doelen op inspirerende wijze uitdragen
- Stimuleren dat anderen meedenken
- Gevoel van gezamenlijkheid creëren

Inspirerend leiderschap is dan ook een belangrijke pijler onder strategisch hrm-beleid in de zorg. Door gerichte leiderschapsontwikkeling worden de managers in de zorg vaandeldrager voor de strategische koers van de organisatie. Hun gedrag en vaardigheden vormen de basis voor een organisatieklimaat waarin vanuit zowel het perspectief van het leveren van zorg als het doen van onderzoek ruimte is voor vernieuwing, verbreding en verdieping. Door zelf het goede voorbeeld te tonen en te sturen op ander gedrag, gaan ook andere werknemers zich met passie en lef inzetten om vastgeroeste patronen (denk aan de eilandencultuur) in zorgorganisaties te veranderen. Een succesvol programma richt zich ook op het ontwikkelen van managementstijlen en competenties die passend zijn bij de cultuur en de context van de zorgorganisatie.

Vier principes zouden de basis moeten vormen voor het ontwikkelen van succesvolle leiders in de zorg.

Principe 1: Vergroten zelfinzicht

Voor daadwerkelijke gedragsverandering is zelfinzicht een onmisbare eerste voorwaarde.

Zelfinzicht gaat verder dan opnemen hoe anderen naar je kijken of weten welke competenties sterk zijn ontwikkeld en welke wat minder. Het gaat om inzicht in je persoonlijke kenmerken.

Er zijn veel persoonlijke kenmerken die gedrag beïnvloeden: vaardigheden, kennis, sociale rol, normen en waarden, zelfbeeld en motieven. Deze kenmerken bevinden zich op verschillende niveaus van het bewustzijn.

Je kunt je deze kenmerken voorstellen als niveaus van een ijsberg, zoals afgebeeld in figuur 9.3. De meest bewuste ervan bevinden zich boven water, op de zichtbare top van de ijsberg, terwijl de kenmerken die minder bewust of onbewust zijn, zich onder water bevinden, in het onzichtbare gedeelte van de ijsberg.

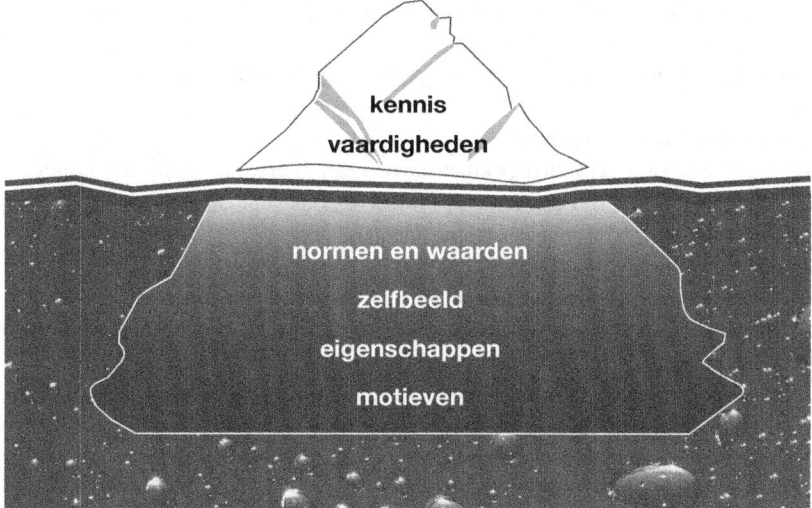

Figuur 9.3

De *sociale rol* bepaalt wat mensen belangrijk vinden te zijn of te doen. Het maken van de afweging tussen carrière en gezin bijvoorbeeld hangt samen met de sociale rol die mensen voor zichzelf zien. Onder deze laag in de ijsberg bevindt zich het stelsel van *normen en waarden*. Normen en waarden zijn op jonge leeftijd bepaald en geven aan wat mensen belangrijk vinden in het leven. Hoeveel waarde hecht je bijvoorbeeld aan succesvol zijn en welke onderliggende waarde bepaalt dit? Normen en waarden bepalen waar je energie in steekt en vormen de basis voor de keuzes die je maakt.

Zelfbeeld refereert aan hoe mensen zichzelf zien. Zien zij zichzelf als een expert, een coach, een leraar of een leider? *Motieven* zijn de minst bewuste kenmerken. Deze zijn feitelijk 'niet bewust'. De reden waarom ze zo belangrijk zijn, is dat ze van invloed zijn op alles wat we doen. Motieven zijn de innerlijke drijfveren, die energie en voldoening geven. De voortdurende behoefte om een doel te realiseren, hangt samen met je motieven. Zelfinzicht in je motieven helpt om te begrijpen waar je energie van krijgt en waar je door wordt gedreven. Motieven bevinden zich echter in de diepste lagen van de ijsberg, op het niveau van het onbewuste. Via diagnose-instrumenten is het mogelijk inzicht te krijgen in deze persoonlijke kenmerken, die een belangrijke basis vormen voor gedrag.

Principe 2: Mensen komen pas in beweging als ze spanning ervaren

Mensen gaan zich pas echt ontwikkelen wanneer zij een ambitie hebben en deze ambitie hebben verwoord in heldere en concrete leerwensen. De ambitie om te ontwikkelen ontstaat wanneer mensen een verschil ervaren tussen een ideaal dat ze willen bereiken, en de actuele situatie. Deze spanning levert de energie én het commitment op om daadwerkelijk te ontwikkelen.

Principe 3: Veranderen begint bij jezelf

Verandering start bij jezelf. 'Wees de verandering.' Die start bij het vergroten van het eigen zelfbewustzijn. Het vermogen om jezelf te motiveren en je eigen emoties en die van anderen te herkennen en te managen, bepaalt of je succesvol bent. Emotionele intelligentie is de onderscheidende factor. Emotionele intelligentie vormt het fundament van persoonlijke effectiviteit en samenwerking en biedt de mogelijkheid onszelf aan te passen, te veranderen en te ontwikkelen. Daarmee is emotionele intelligentie voor een groot deel verantwoordelijk voor de mate waarin je de verkregen feedback wil én kan vertalen naar gedragsverandering. Inzicht in je eigen emotionele intelligentie kun je verkrijgen via feedback op een aantal specifieke competenties, waarbij gekeken wordt naar de mate waarin je inzicht hebt in jezelf – je zelfbewustzijn – en in anderen – je sociaal bewustzijn. Daarnaast wordt gekeken in welke mate je in staat bent om acties te ondernemen om je eigen emoties te managen – zelfmanagement – en de emoties van anderen te managen – je sociale vaardigheden (figuur 9.4).

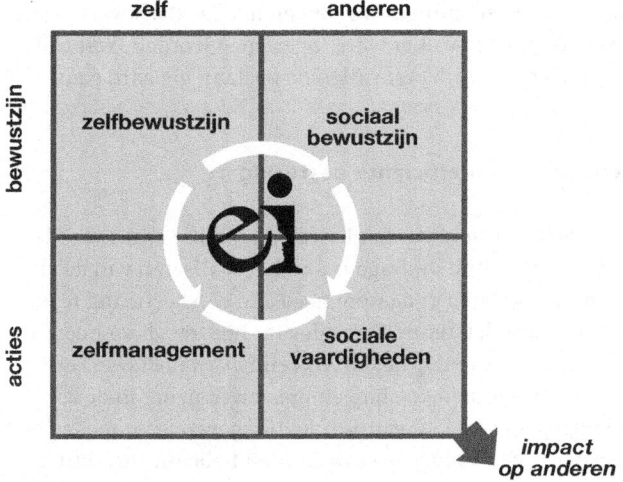

Figuur 9.4 .

Achter elk onderdeel zitten specifieke competenties, waar feedback op kan worden verkregen.
Tabel 9.1 geeft hiervan een overzicht.

■ Tabel 9.1

Zelfbewustzijn
- emotioneel bewustzijn

Zelfmanagement
- resultaatgerichtheid
- aanpassingsvermogen
- zelfcontrole
- positieve zienswijze

Sociaal bewustzijn
- empathie
- organisatorisch bewustzijn

Sociale vaardigheden
- conflicthantering
- coach en mentorschap
- invloed
- inspirerend leiderschap
- teamwork

Principe 4: Verankeren van het geleerde in de praktijk
Om te zorgen dat de ontwikkeling werkelijk beklijft, zal het nieuwe gedrag regelmatig moeten worden uitgeprobeerd in een relatief veilige omgeving waar de mogelijkheid en de ruimte bestaan om fouten te maken en hiervan te leren. Wie zich wil ontwikkelen, moet bepalen wat de veilige situaties zijn, dan wel hoe deze gecreëerd kunnen worden en hoe feedback verkregen kan worden. Nieuw gedrag moet als het ware ingeslepen worden, wat tijd en herhaling kost en onvermijdelijk met vallen en opstaan gepaard gaat.

Agendapunt 3. Eenvoudige en efficiënte besturing

Medewerkers functioneren nu eenmaal het beste als zij hun verantwoordelijkheid begrijpen en zien wat hun bijdrage is aan het realiseren van de strategie. Organisaties in de zorg doen er daarom goed aan een besturing te kiezen die dat proces efficiënt ondersteunt. Daarbij gaat het zowel om het sturen op resultaten als om het sturen op de ontwikkeling van medewerkers. De toenemende eisen aan ondernemerschap en prestatiesturing in de zorg kunnen alleen goed opgepakt worden wanneer leidinggevende en medewerker een continue constructieve dialoog over resultaten hebben. De leidinggevende, maar ook de medewerker, verschuilt zich in de zorg nu nog te vaak achter de instrumenten. Dat helpt niet om de betrokkenheid te vergroten en maakt de link naar de strategie zwak.

Performancemanagement is een voorbeeld van een systeem waarin de dialoog centraal staat. In figuur 9.5 is performancemanagement schematisch weergegeven.

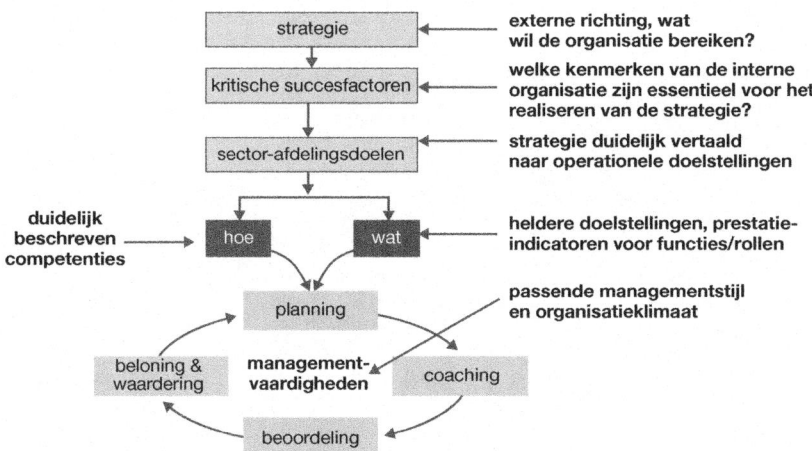

Figuur 9.5 Schematische weergave van performancemanagement.

Het gaat bij performancemanagement om het proces van totstandbrenging van een gemeenschappelijk begrip over de resultaten die bereikt moeten worden. Daarin staat de wijze waarop de resultaten bereikt moeten worden, centraal. Het is een benadering voor het zodanig aansturen van mensen dat de kans op successen wordt vergroot.

Het gaat om het proces waarbij niet zozeer de instrumenten, maar juist de managers het sturen op resultaten tot een succes maken. De manager stuurt minder op taakuitvoering en meer op resultaten die afgeleid zijn van de strategie. Dit geldt ook voor het sturen op gedrag en ontwikkeling. Vastgesteld wordt welke competenties (en daarvan afgeleid gedrag) van belang zijn voor het behalen van de strategische doelstellingen van de organisatie. Traditionele vormen van personeelsbeoordeling helpen daar in tegenstelling tot performancemanagement vaak niet bij.

Conclusie

Ondernemende organisaties kunnen hun prestaties sterk verbeteren door aandacht voor strategie en structuur te combineren met aandacht voor medewerkers. Zeker in de zorg is het verbeteren van resultaten direct gekoppeld aan de zich steeds ontwikkelende kwaliteit van de medewerkers en daarmee aan effectief leiderschap op alle niveaus. Die wetenschap biedt ook organisaties in de zorg een enorme kans en mogelijkheden om vanuit de eigen kracht van de organisatie passende antwoorden te vinden op de veranderende verhoudingen in de zorg.

10 Fiscaliteit: de zorg en horizontaal toezicht

V.C.E. Dielwart

Vincent Dielwart is belastingadviseur bij KPMG Meijburg & Co.

Inleiding

Vele jaren hebben zorginstellingen fiscaal gezien weinig aandacht gehad, maar door allerlei ontwikkelingen zijn ze zich meer bewust geworden van de fiscale aspecten van hun bedrijfsvoering. Er bleken fiscale problemen te kunnen ontstaan waarachter grote belangen schuilgingen. Hierdoor is men het belang van beperking van risico's en de mogelijkheden van een goede fiscale planning gaan inzien.

Verder hebben het toenemende zakelijk denken in de zorg, de toename van het aantal samenwerkingsvormen en fusies en de uitbreiding van dienstverlening geleid tot een grotere aandacht voor de fiscaliteit. Daarbij zijn ook discussies met de Belastingdienst ontstaan. Zo heeft de Belastingdienst de laatste jaren een bijzondere belangstelling getoond voor allerlei btw-besparende (belasting toegevoegde waarde) structuren met roerende zaken. In een aantal gevallen heeft dit tot procedures geleid en soms is het beoogde voordeel zelfs omgeslagen in een nadeel.

Ook vanuit de Belastingdienst wordt actiever op de zorgsector toegezien, namelijk in het kader van het horizontaal toezicht op de not-for-profitsector, waartoe ook de zorgsector wordt gerekend. In dit hoofdstuk wordt aandacht besteed aan de verschillende aspecten van deze nieuwe manier van werken.

Traditionele werkwijze Belastingdienst

De Belastingdienst controleerde ondernemers in het verleden via het zogeheten verticale toezicht. Dit betekent, kort gezegd, dat de Belastingdienst fiscale standpunten die ondernemingen in de aangiften vennootschapsbelasting, loonheffingen, omzetbelasting enzovoort innamen, achteraf op hun merites beoordeelde. Dat kon leiden tot vragen, correcties of een boekenonderzoek en eventueel aanslagen. Omdat in wezen in het verleden werd gewerkt, was het vaak moeilijk nog allerlei gegevens te achterhalen en ontstonden soms langdurige discussies.

Achtergronden horizontaal toezicht

In het rapport *De toekomst van de nationale rechtsstaat* (2002) van de Wetenschappelijke Raad voor Regeringsbeleid wordt horizontalisering van de samenleving als een belangrijke ontwikkeling omschreven: 'Het kabinet koerst op minder regels, beter presteren en meer eigen verantwoordelijkheid van de samenleving.' Boekhoudaffaires bij onder andere Enron, WorldCom en Ahold hebben de behoefte aan 'control' sterk doen toenemen. Dit heeft in de Verenigde Staten geleid tot specifieke regelgeving, zoals de Sarbanes-Oxley (SOx) regelgeving. In Nederland is de behoefte naar control vormgegeven in de Code Tabaksblat. Zowel SOx als de Code Tabaksblat vereist dat ondernemingen 'in control' zijn, met andere woorden: ondernemingen dienen zich nadrukkelijk bezig te houden met riskmanagement in de breedste zin, dus ook met betrekking tot belastingen.

In april 2005 informeerde de staatssecretaris van Financiën de Tweede Kamer over horizontaal toezicht. Van controleren achteraf (verticaal toezicht) wil de Belastingdienst naar toezicht gericht op het heden en de toekomst. De Belastingdienst probeert dit te bereiken door het creëren van een 'open verbinding' met de ondernemer. Hierdoor moet een vorm van een wederzijds vertrouwen tussen de ondernemer en de Belastingdienst ontstaan, waardoor een meer gelijkwaardige verhouding zou moeten ontstaan. Of dat echt lukt, is de vraag, omdat de Belastingdienst het verticale toezicht niet volledig loslaat en de mogelijkheden tot correctie van aangiften en het opleggen van aanslagen gewoon openlaat.

Uitwerking van horizontaal toezicht

Een van de punten waar de Belastingdienst naartoe werkt, is het met een belastingplichtige afsluiten van een handhavingsconvenant dan wel het maken van een afspraak om convenantachtig te gaan werken. Dat is in feite niets meer dan een afspraak over de invulling van het gedrag van partijen ten opzichte van elkaar met als kernwoorden *transparantie*, *begrip* en *vertrouwen*. Invulling van die begrippen houdt onder meer in dat de ondernemer vrijwillig de fiscale discussiepunten van enig belang meldt aan de Belastingdienst, vergezeld van zijn visie op de rechtsgevolgen daarvan. De ondernemer neemt dan een actieve informatieverplichting op zich, waarbij de te verstrekken informatie verdergaat dan waartoe hij op grond van wet en jurisprudentie verplicht is. Daarmee veranderen de aard en de inhoud van de te verstrekken informatie en de wijze en het tijdstip waarop de informatie moet worden verstrekt.

Belangrijk voordeel van deze werkwijze is dat in de actualiteit wordt gewerkt en over belangrijke actuele fiscale kwesties vooroverleg met de Belastingdienst kan plaatsvinden, waarbij deze heeft toegezegd rekening te zullen houden met commerciële deadlines. Anderzijds zal in het kader van horizontaal toezicht meer informatie aan de Belastingdienst moeten worden gegeven dan in het verleden het geval was en zal dit op een ander moment en op eigen initiatief moeten plaatsvinden.

In de aanloop naar horizontaal toezicht zal de Belastingdienst bekijken in hoeverre een belastingplichtige 'in control' is. Dat betekent eigenlijk dat de belastingplichtige geacht wordt de fiscale risico's van zijn activiteiten te kennen en te beheersen.

Binnen organisaties bestaan vaak veel reglementen en processen die aangeven hoe in bepaalde situaties gehandeld moet worden. Vaak zullen dat primaire bedrijfsprocessen zijn, maar het gaat ook om andere zaken, zoals Arbowetgeving (Arbeidsomstandighedenwet) en plannen voor noodsituaties. In de praktijk blijkt echter dat in veel gevallen niets of maar weinig is geregeld rond de fiscale aspecten van de bedrijfsvoering. Fiscale aspecten komen vaak pas in een laat stadium aan de orde en kunnen plannen binnen een onderneming behoorlijk in de weg zitten. In het kader van het horizontaal toezicht zal eerder aan de fiscaliteit moeten worden gedacht. Om ook fiscale zaken goed te kunnen beheersen, zou dit kunnen door een Tax Control Framework (TCF) te ontwikkelen.

Tax Control Framework

Een TCF is het geheel van processen, gebeurtenissen en interne beheersmaatregelen binnen de onderneming, dat ervoor zorgt dat de fiscale risico's binnen de onderneming bij de juiste personen bekend zijn en vervolgens adequaat beheerst worden. In een TCF zullen de controlemaatregelen systematisch gedocumenteerd en afgetekend moeten worden.

Van groot belang is dat duidelijk wordt vastgelegd wie de verantwoordelijkheid voor de fiscaliteit heeft. Vaak zijn zaken misgegaan doordat die verantwoordelijkheden niet goed waren vastgelegd en de ene afdeling ervan uitging dat de andere de fiscale zaken zou oppakken en andersom.

Ook is het belangrijk vast te leggen waar de bedrijfsprocessen raakvlakken hebben met fiscaliteit, zodat niet alleen risico's maar ook kansen tijdig worden onderkend. Bijzondere zaken die niet in de routinematige bedrijfsprocessen zijn verankerd – en in de zorg zeker aandacht verdienen – zijn leasetransacties, aan- en verkoop van onroerende zaken, nieuwbouw, opzetten van commerciële activiteiten, samenwerking met derden, inzet van personeel bij derden en fusies. In al die gevallen kunnen raakvlakken met bijvoorbeeld civielrechtelijke en arbeidsrechtelijke aspecten van de bedrijfsvoering worden gelegd. Door tijdig via de maatregelen uit het TCF de fiscale aspecten te bekijken, worden fiscale kwesties tijdig onderkend en opgelost.

Voor alle situaties zal in het TCF een beheersmaatregel moeten worden vastgelegd. Daarbij dient eerst een nulmeting te worden gemaakt voor de bestaande risico's en kansen en de al aanwezige beheersmaatregelen. Een nulmeting kan worden gemaakt met behulp van interviews met degenen die verantwoordelijk zijn voor het proces en door kennis te nemen van bestaande richtlijnen. Door scans met gebruikmaking van meer geavanceerde programmatuur kan tot in detail nagegaan worden of de beslisregels in het geautomatiseerde systeem juist en volledig zijn. Ook eerder ontvangen adviezen en boekenonderzoeken van de Belastingdienst kunnen hierbij helpen. Vervolgens kan de huidige, daadwerkelijke situatie worden afgezet tegen de nulmeting en kunnen bestaande maatregelen eventueel worden aangepast, of aangevuld met maatregelen die leemten opvullen.

Essentieel is het onderhoud van het TCF. Dit betekent dat veranderingen die van invloed zijn op de fiscale positie van de instelling, zullen moeten worden verwerkt. Hierbij kan gedacht worden aan veranderingen in bedrijfsprocessen en wet- en regelgeving of wijzigingen in IT-systemen (informatietechnologie). Door een goed functionerend TCF kunnen fiscale risico's en kansen sneller worden ontdekt, en bestaat er meer zekerheid over een juist, volledig en tijdig voldoen aan fiscale verplichtingen. Het risico van onverwachte belastingrisico's neemt af, terwijl de relatie met de Belastingdienst zal verbeteren. Een goed TCF zal ook kunnen dienen als basis voor de 'in control statement' in het jaarverslag.

Het opzetten van een TCF vereist wel een investering in tijd en geld en het kan alleen goed functioneren als degenen die daarmee moeten werken, ook gemotiveerd zijn. Dat vereist een goede interne en externe communicatie en voorlichting over het doel van het TCF.

Als er eenmaal afspraken met de Belastingdienst zijn gemaakt over het horizontaal toezicht, zullen die ook nagekomen moeten worden. De opstelling van de belanghebbende is hierbij uiteraard van belang. Desalniettemin blijft de Belastingdienst de mogelijkheid houden de naleving van de gemaakte afspraken te toetsen, bijvoorbeeld door het instellen van (deel)onderzoeken of het uitvoeren van steekproeven. Met een goed functionerend TCF zullen de risico's van fiscale verrassingen beperkt kunnen worden.

Is horizontaal toezicht toe te passen in de zorgsector?

Het is cruciaal om de eigen positie van de instelling goed voor ogen te blijven houden. De Belastingdienst eist immers in het kader van horizontaal toezicht een verdergaande informatieverplichting en geeft geen enkele bevoegdheid op. Daartegenover staat dat op een veel eerder moment vaak duidelijkheid komt over fiscale aspecten van bepaalde handelingen en dat zeer langdurige discussies met de Belastingdienst daarmee worden voorkomen. Het fiscaal horizontaal toezicht lijkt echter hoe dan ook een niet meer om te keren proces. Dit noopt ertoe zo veel mogelijk draagvlak binnen de eigen organisatie te creëren voor het ontwikkelen van een TCF en de acceptatie van horizontaal toezicht. Zonder dat draagvlak zal een TCF nimmer werken. Het is essentieel dat vanuit de organisatie zelf de behoefte bestaat ook in fiscale zin 'in control' te zijn. Het starten van een dergelijk project met als enig doel het creëren van een goede relatie met de Belastingdienst zal niet slagen en dient uiteindelijk niet de belangen van de instelling. Alleen door zelf de wens te hebben 'in control' te zijn en dit breed in de organisatie uit te dragen, kan een structuur ontstaan waarin verrassingen worden voorkomen.

Of horizontaal toezicht uiteindelijk werkt, hangt vooral af van het vertrouwen dat partijen in elkaar stellen. Hiervan is geen sprake als de Belastingdienst aankondigt een onderzoek in te stellen om te bekijken of een instelling 'in control' is. Dat is dan eigenlijk weer op de oude manier verticaal toezicht uitoefenen. In die gevallen ligt er een taak voor de instelling om duidelijk te maken waar de instelling staat en hoe zij omgaat met de fiscaliteit. Houd de eigen positie dus steeds goed voor ogen.

Als er sprake is van wederzijds vertrouwen, is de conclusie gerechtvaardigd dat het horizontaal toezicht door de Belastingdienst voordelen heeft, zoals het werken in de actualiteit, het snel kunnen voeren van vooroverleg en de sterk verminderde kans op langdurige boekenonderzoeken. Voor een sector in transitie naar meer marktwerking is dit van niet geringe betekenis.

Het opzetten en implementeren van een TCF is een voorwaarde voor het afsluiten van een convenant of voor het werken op een convenantachtige manier. Uit efficiëntieoverwegingen is het aan te bevelen zo veel mogelijk aansluiting te zoeken bij interne controles in de bestaande systemen. Onmiskenbaar zullen het hebben van een goed TCF en het conform de interne richtlijnen werken, leiden tot betere interne controle en minder fiscale risico's. Maar bovenal is het van groot belang dat er zo veel mogelijk zekerheid bestaat over de fiscale positie van zorginstellingen en dat getracht wordt zo veel mogelijk nare verrassingen te voorkomen.

Deel III Overheidstoezicht

11   Modern markttoezicht in de zorg: balanceren tussen bevorderen, bewaken en beschermen

C.C. van Beek

Cathy van Beek is plaatsvervangend voorzitter van de Raad van Bestuur van de Nederlandse Zorgautoriteit.

Als marktmeester in de zorg ontwikkelt en bewaakt de Nederlandse Zorgautoriteit (NZa) goed werkende zorgmarkten. Modern markttoezicht dus, om ervoor te zorgen dat de zorg toegankelijk, van goede kwaliteit en betaalbaar blijft. Met één duidelijk doel: dat de consument goede zorg voor een redelijke prijs krijgt.

Vraagsturing vormt de kern van het nieuwe zorgstelsel in Nederland, met meer verantwoordelijkheid voor de verschillende partijen in de zorgmarkt. Door te zorgen voor transparantie, keuzevrijheid en een goede rechtspositie voor de consument, wil de NZa een sterke positie voor zorgvragers bereiken. Daarbij is gereguleerde marktwerking geïntroduceerd.

Toezicht op markten

De NZa heeft als marktmeester in de zorg verschillende rollen. Zij heeft als wettelijke taak gereguleerde marktwerking mogelijk te maken op zorgmarkten als de consument daarbij gebaat is. Modern markttoezicht behelst zowel het stimuleren van innovatie en concurrentie als het beschermen van het publieke belang op de drie onderdelen van de markt:
1 zorgverzekeringsmarkt;
2 zorginkoopmarkt;
3 zorgverleningsmarkt.
Een belangrijke taak van de toezichthouder op dit speelveld is het versterken van de positie van de consument. De keuze van de consument moet bepalend zijn voor de zorg die hij krijgt. Dit vraagt om een bekostigingssysteem waarbij de consument zelf kan bepalen welke aanbieder bij zijn specifieke zorgbehoefte past. Aanbieders worden door deze vorm van bekostiging geprikkeld tot het leveren van doelmatige en kwalitatief goede zorg.
Binnen het systeem van vraaggestuurde bekostiging is ook een belangrijke rol voor de zorgverzekeraar weggelegd. De verzekeraar is vertegenwoordiger van de consument op het gebied van de zorginkoop. Optimale zorginkoop zorgt ervoor dat kwalitatief goede zorg tegen een redelijke prijs beschikbaar is voor de consument.

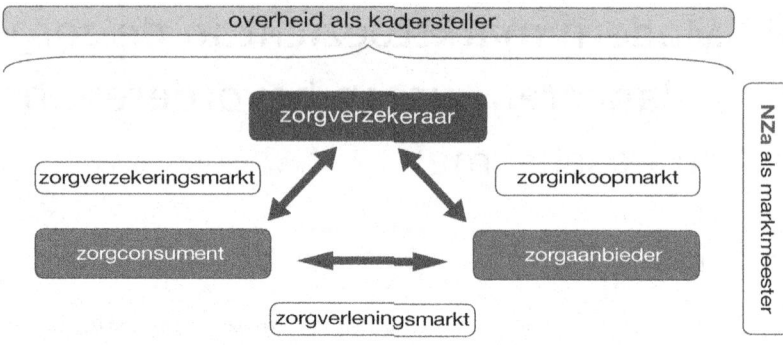

Figuur 11.1 Modern markttoezicht.

Om te zorgen dat de consument ook daadwerkelijk een keuze heeft, zullen zorgaanbieders heldere informatie moeten geven over hun zorgaanbod: welke zorg ze kunnen leveren, wanneer deze beschikbaar is en wat de kwaliteit daarvan is.

De speerpunten van modern markttoezicht zijn samenvattend:
- keuzevrijheid voor consumenten;
- vraaggestuurde bekostiging;
- zorginkoop en kwaliteit.

Marktwerking wordt vaak als zondebok gebruikt om alle problemen in de zorg op af te schuiven. Dat komt omdat de vele veranderingen soms moeilijk te volgen zijn voor de buitenwereld en problemen vaak ten onrechte worden toegeschreven aan de marktwerking. De term 'marktwerking' is dan ook sterk vervuild, terwijl er in feite nooit sprake zal zijn van echte marktwerking in de zorg. Tussen Moskou en Bloemendaal ligt zogezegd nog een hele wereld. Zo zullen er altijd regels nodig zijn om de publieke belangen en zeker de meest kwetsbare groepen te beschermen. Ook waar vrije prijzen mogelijk zijn, blijft de zorg zelf – de prestatie, de diagnosebehandelingcombinatie (DBC) of het zorgzwaartepakket (ZZP) – vast omschreven. Ook zijn er zorgsoorten of zorgmarkten waar tariefregulering altijd nodig blijft. Gereguleerde marktwerking en decentralisatie zijn dan ook betere termen.

Gereguleerde marktwerking is een middel, geen doel. Een middel om te lange wachtlijsten, kwaliteitsproblemen, gebrek aan efficiëntie en innovatie, enorme kosten en bergen papierwerk tegen te gaan.

Gereguleerde marktwerking

Gereguleerde marktwerking is de werking van zorgmarkten, met de juiste prikkels, om de concurrentie te bevorderen en innovatie de ruimte te geven. Zodat de consument de beste kwaliteit krijgt tegen een scherpe prijs en de overheid beslissingen legt bij marktpartijen zelf. Waarbij zorgaanbieders en zorgverzekeraars samen onderhandelen, onder druk van consumenten en cliënten, om goede kwaliteit te leveren.

Eigen verantwoordelijkheid cruciaal

Het succes van gereguleerde marktwerking hangt af van de mate waarin consumenten, zorgaanbieders en zorginkopers de eigen verantwoordelijkheden en bevoegdheden op de verschillende markten oppakken en er evenwichtige verhoudingen tussen die partijen ontstaan. Op dit moment werken de zorgmarkten nog niet optimaal. De keuzevrijheid van consumenten is beperkt, de bekostiging is nog niet volledig prestatiegericht en de prikkel voor efficiënte inkoop begint te komen, maar is nog niet voldoende aanwezig. Voor de consument is er nog steeds onvoldoende inzicht in de kwaliteit van de zorg. Hij wil gewoon weten waar hij de beste zorg kan krijgen, maar die informatie ontbreekt nagenoeg.

Als een zorgsector zelf (nog) niet in staat is optimale marktcondities tot stand te brengen, is het de taak van de overheid en toezichthouders te interveniëren. Bijvoorbeeld door vaste tarieven af te spreken, te omschrijven wat voor zorg geleverd wordt en erop toe te zien dat de zorg op het gewenste kwaliteitsniveau is. Zo kan door middel van regulering en toezicht ervoor gezorgd worden dat de decentralisatie gaat werken. Daarvoor zijn heldere spelregels nodig, zodat duidelijk is wanneer je kunt toetreden, wanneer je mag samenwerken en waarover verantwoording moet worden afgelegd. Zorgaanbieders en zorgverzekeraars zullen de veranderingen in de markt zo goed mogelijk moeten benutten, in het belang van de consument.

Balans tussen reguleren en vrijgeven

In 2010 is de balans tussen reguleren en vrijgeven als volgt:

1 *Vrije tarieven:* fysiotherapie, oefentherapie, eerstelijnspsychologie, diëtetiek, ketenzorg diabetes, cardiovasculair risicomanagement (CVR) en COPD, M&I (modernisering en innovatie huisartsenzorg), ziekenhuiszorg B-segment (electieve zorg, 33%).
2 *Maximumtarieven met bandbreedte:* farmaceutische zorg.
3 *Maximumtarieven:* huisartsenzorg, mondzorg, logopedie, verloskundige zorg en kraamzorg, zelfstandige behandelcentra (ZBC's).
4 *Vaste tarieven (punttarieven):* huisartsendienstenstructuur (HDS), ambulancezorg, ziekenhuiszorg A-segment.

Bij al deze zorgsoorten ligt vast wat voor zorg er wordt geleverd (vaste prestaties).

In de komende periode worden naar verwachting voor ongeveer vijftig procent van de ziekenhuiszorg vrije tarieven ingevoerd.

In 2012 worden de tarieven voor farmacie vrijgegeven en komen er maximumtarieven voor de intensive care (IC). Ook dan ligt vast wat voor zorg er wordt geleverd (vaste prestaties).

Marktontwikkelingen in de cure

In de cure speelt op alle terreinen de omslag naar prestatiebekostiging met meer vrijheidsgraden voor alle partijen. Voor ongeveer een derde van de verrichtingen in ziekenhuizen gelden op dit moment vrije tarieven, het zoge-

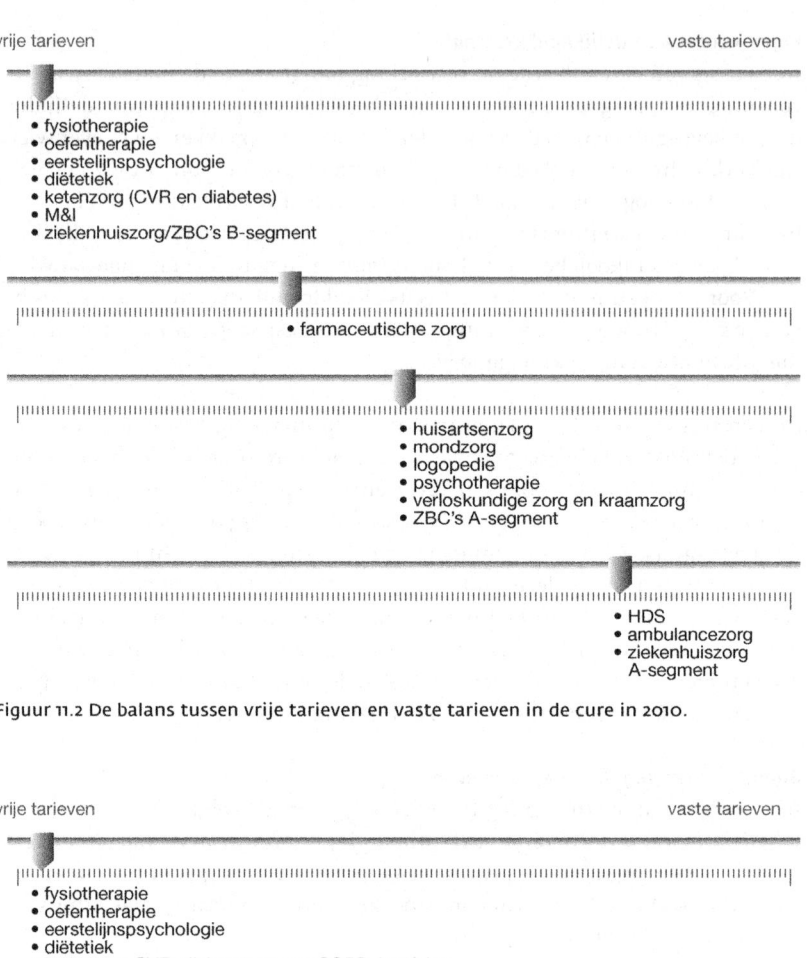

vrije tarieven   vaste tarieven

• fysiotherapie
• oefentherapie
• eerstelijnspsychologie
• diëtetiek
• ketenzorg (CVR en diabetes)
• M&I
• ziekenhuiszorg/ZBC's B-segment

• farmaceutische zorg

• huisartsenzorg
• mondzorg
• logopedie
• psychotherapie
• verloskundige zorg en kraamzorg
• ZBC's A-segment

• HDS
• ambulancezorg
• ziekenhuiszorg
  A-segment

Figuur 11.2 De balans tussen vrije tarieven en vaste tarieven in de cure in 2010.

vrije tarieven   vaste tarieven

• fysiotherapie
• oefentherapie
• eerstelijnspsychologie
• diëtetiek
• ketenzorg: CVR, diabetes en evt. COPD, hartfalen
• modernisering en innovatie huisartsenzorg
• ziekenhuiszorg/ZBC's vrij segment (50%)
• farmaceutische zorg

• huisartsenzorg
• mondzorg
• logopedie
• psychotherapie
• verloskundige zorg en kraamzorg
• intensive care

• HDS
• ambulancezorg
• traumahelikopter
• SEH

Figuur 11.3 De balans tussen vrije tarieven en vaste tarieven in 2011.

noemde B-segment. De wens is om dit segment verder uit te breiden naar vijftig procent de komende jaren. In 2006 bleek dat de DBC-systematiek in belangrijke mate bijdroeg aan transparantie en doelmatigheid. Wel zag de zorgsector de noodzaak voor vereenvoudiging en verbetering. De sector zelf kwam met een aantal aanbevelingen in de vorm van het tienpuntenverbeterplan 'DBC's eenvoudig beter'. Het plan DBC's op weg naar transparantie (DOT) is voor een belangrijk deel gebaseerd op dit plan. De grootste veranderingen als gevolg van DOT zijn 1 dat de DBC's worden afgeleid: de verrichtingen bepalen de DBC met behulp van een zogenaamde grouper, niet de medisch specialist en 2 dat het aantal DBC's substantieel afneemt (van 30.000 naar circa 3000).

Een geleidelijke overgang naar het DOT-model in 2011 biedt zorgaanbieders de mogelijkheid om kwaliteitsindicatoren en prestatie-indicatoren in kaart te brengen. Dit is nodig om de prestaties goed te kunnen beschrijven, maar vooral om transparanter en doelmatiger te gaan werken, zodat de consument in de toekomst ook echt wat te kiezen heeft.

Uit een analyse naar de werking van de medisch-specialistische zorg in 2009 kwam naar voren dat er sprake is van een aantal 'marktimperfecties' in de cure. Zo is er op onderdelen van de medisch-specialistische zorg in Nederland sprake van schaarste, wat negatieve gevolgen heeft voor de toegankelijkheid, kwaliteit en betaalbaarheid van de ziekenhuiszorg. Onvoldoende aanbod van zorg kan bijvoorbeeld leiden tot wachtlijsten en hoge werkdruk bij specialisten, waardoor makkelijker fouten worden gemaakt. Een ander gevolg van schaarste is dat specialisten een sterkere machtspositie hebben dan de raden van bestuur van ziekenhuizen. Besturen zijn daardoor vaak onvoldoende in staat om te sturen op de kwaliteit en doelmatigheid van de geleverde zorg. De NZA heeft in een advies aan VWS aangegeven op welke manier deze schaarste kan worden tegengegaan, bijvoorbeeld door het afschaffen dan wel verlagen van de numerus fixus, het vergroten van het aantal opleidingsplaatsen tot medisch specialist, de verdeling van specialismen en het verruimen van de hele opleidingsinfrastructuur.

Ook bij de vrije beroepsbeoefenaren is een discussie gaande over hun onderhandelingsmacht. De zorgaanbieders zijn van mening dat met name de vier grote verzekeraars inkoopmacht hebben. Maar apothekers, fysiotherapeuten en huisartsen hebben het vertrouwen van de cliënt: zij hebben de kennis in huis en daarmee een sterke onderhandelingspositie ten opzichte van verzekeraars. Zij ervaren dat zelf overigens anders. Vandaar dat de NZa werkt aan richtlijnen voor het onderhandelen (good contracting practices). Toezicht houden betekent oog hebben voor de poortwachtersrol van huisartsen, maar ook de keuzevrijheid voor consumenten en de efficiëntie in de zorg vergroten.

Een generalistische blik op patiënten blijft cruciaal voor goede zorgverlening. Daarnaast is het wenselijk om onder goede condities ketenzorg aan te bieden voor bepaalde ziektebeelden, of fysiotherapeuten en bedrijfsartsen de mogelijkheid te geven zelfstandig door te verwijzen naar een specialist. Ook hier geldt dat gezocht moet worden naar een goede balans tussen vrijgeven en reguleren.

Early Warning System (EWS)

Beschikbaarheid van bepaalde zorg moet gegarandeerd worden, ook bij een faillissement: je kunt patiënten in bijvoorbeeld een verpleeg- over verzorgingshuis niet op straat zetten. Om zorg te kunnen garanderen, zal het soms nodig zijn als overheid in te grijpen als de continuïteit van zorg in gevaar komt.

Uiteraard moet overheidsinterventie tot een minimum beperkt worden. Hier is een proactieve houding van zorgaanbieders en toezichthouders nodig, zodat vroegtijdig actie kan worden ondernomen bij dreigende problemen. Een systeem van 'Early Warnings' is in ontwikkeling. Los daarvan zijn zorgaanbieders uiteraard zelf verantwoordelijk voor hun bedrijfsvoering. Zij zullen dan ook op basis van zelfdiagnose bepaalde risico's periodiek moeten monitoren. De risico's voor zorgaanbieders hebben betrekking op de volgende gebieden.

- Financiële criteria:
  - negatief financieel track record in de afgelopen jaren, dalende overschotten, dalende eigen vermogens en dalende financiële ratio's;
  - liquiditeitsprobleem;
  - solvabiliteitsprobleem.
- Niet-financiële criteria:
  - omvangrijke nieuwbouw- of renovatieprojecten;
  - fusies;
  - AO/IC (Administratieve Organisatie/Interne Controle) niet op orde;
  - afwijkende accountantsverklaringen;
  - onroerendgoedtransacties die branchevreemd zijn;
  - wijzigingen in eigendom;
  - aangaan van omvangrijke leningen;
  - ontwikkelen branchevreemde activiteiten, zoals een ziekenhuis dat samen met commerciële exploitanten onroerend goed gaat beheren, winkeltjes in een nieuwbouwziekenhuis bijvoorbeeld;
  - kwaliteitsproblemen;
  - calamiteiten.

Met het EWS hebben bestuurders en raden van toezicht, maar ook de ondernemingsraad en de cliëntenraad straks een instrument in handen om te toetsen of 'het licht op oranje springt'.

Vormen van toezicht

De NZa verzamelt continu informatie om de werking van zorgmarkten en het naleven van verplichtingen uit wet- en regelgeving te beoordelen. De NZa onderscheidt drie vormen van toezicht. Zo doet de NZa onderzoek naar de werking van zorgmarkten; het markttoezicht. Daarbij kijkt de NZa zowel naar sectorbrede thema's als naar het gedrag van individuele partijen. Een andere vorm van toezicht is nalevingstoezicht. De NZa stelt vast of zorgaanbieders en zorgverzekeraars voldoen aan hun verplichtingen uit wet- en regelgeving. Via het uitvoeringstoezicht stelt de NZa vast of deze partijen maar ook bijvoorbeeld het Centraal Administratiekantoor (CAK) de taken die zij op grond van de wet uitvoeren, op de juiste manier vervullen en of het doel van deze wetten wordt bereikt.

■

Voorbeelden van markttoezicht

Toezicht op transparante informatie door marktpartijen
- De NZa beoordeelt of de informatie die zorgaanbieders en zorgverzekeraars verstrekken aan de consumenten, doeltreffend, juist, inzichtelijk, vergelijkbaar en niet misleidend is.

Toezicht op aanmerkelijke marktmacht (AMM)
- Als een marktpartij zich onafhankelijk van de markt kan gedragen, zal de NZa ingrijpen. Bijvoorbeeld als een zorgaanbieder geen toegang heeft tot een zorgketen, als een ziekenhuis alleen nog bepaalde zorg wil leveren als de zorgverzekeraar dit exclusief bij hen inkoopt (koppelverkoop), of als de consument onvoldoende keuze heeft tussen verschillende zorgverzekeraars.

Het afgeven van beoordelingskaders
- Bijvoorbeeld in het kader van voorgenomen fusies (de fusietoets).

Marktonderzoek
- Voorbeelden van marktonderzoek zijn de Monitor zorgverzekeringsmarkt en de Monitor extramurale AWBZ-zorg.

Toezicht op naleving en uitvoering
- Bijvoorbeeld toezicht op rechtmatige uitvoering van de wet door zorgverzekeraars en toezicht op het werken met juiste tarieven en prestatiebeschrijvingen door zorgaanbieders en zorgverzekeraars.

Voor de toezichttaken van de NZa is het belangrijk dat er een risicoanalyse wordt uitgevoerd. Het risicoanalysemodel (RAM) levert een categorisering van risico's op in de verschillende markten. Met dit model analyseert de NZa welke risico's de meeste aandacht behoeven, zoals risico's waarvan de negatieve effecten ernstig zijn, terwijl er geen of beperkte werking uitgaat van (andere) beheersmechanismen. De NZa gebruikt het RAM dus om haar toezichtinstrumenten effectief en efficiënt in te zetten.

Toezichthoudende rol zorgverzekeraars

Ook zorgverzekeraars hebben een toezichthoudende rol: zij moeten controleren of de zorg zoals die is afgesproken, daadwerkelijk wordt geleverd. Dit heeft ook gevolgen voor de juridische kant van de gezondheidszorg. Inzicht in dossiers van zorginstellingen is een voorwaarde om de zorgverzekeraars hun toezichthoudende functie te kunnen laten vervullen.

Op het gebied van zorginkoop is ook sprake van het vinden van de juiste balans tussen vrije onderhandelingen en zorgen voor beschikbaarheid van benodigde zorg- en dienstverlening. Voor een goed werkende zorginkoop is het cruciaal dat de consument meer keuze krijgt. Als hij zijn voorkeur kan aangeven voor een bepaalde zorgverzekeraar of zorgaanbieder, zullen die actiever worden om in de gunst te vallen bij de consument. Toezicht houden op de markt van zorginkoop betekent bewaken, maar ook ervoor zorgen dat zorgverzekeraars en aanbieders op een effectieve en gestructureerde manier samen tot afspraken komen.

Verdiend vertrouwen

Bij de controle op de prestaties van de verschillende partijen gaat de NZa uit van het principe verdiend vertrouwen (*high trust*). Op basis van een adequate verantwoording gaat de NZa ervan uit dat marktpartijen zich aan de wet- en regelgeving houden. Een belangrijk uitgangspunt bij verdiend vertrouwen is een goed functionerend intern toezicht van zorgverzekeraars en zorgaanbieders. Verdiend vertrouwen werkt goed als er een optimaal werkende signaleringsfunctie is en met regelmaat thematische onderzoeken plaatsvinden. De NZa beoordeelt structureel de plausibiliteit en betrouwbaarheid van de verantwoordingsinformatie, bijvoorbeeld door (selectieve) reviews. Om zeker te stellen dat het principe van verdiend vertrouwen blijft werken, past bij beschamen van het verdiend vertrouwen strenge handhaving (*zero tolerance*). Het opsporen van gedrag dat in strijd is met verdiend vertrouwen, heeft voor de NZa hoge prioriteit.

Nieuwe zorg: impulsen voor verbetering

Toezicht houden op een markt in verandering betekent openstaan voor nieuwe vormen van zorg. Juist vanuit nieuwe initiatieven ontstaan impulsen voor verbetering. Een lerende toezichthouder staat dan ook open voor nieuwe ideeën, en beoordeelt graag vooraf of nieuwe initiatieven passen in de huidige veranderingen.

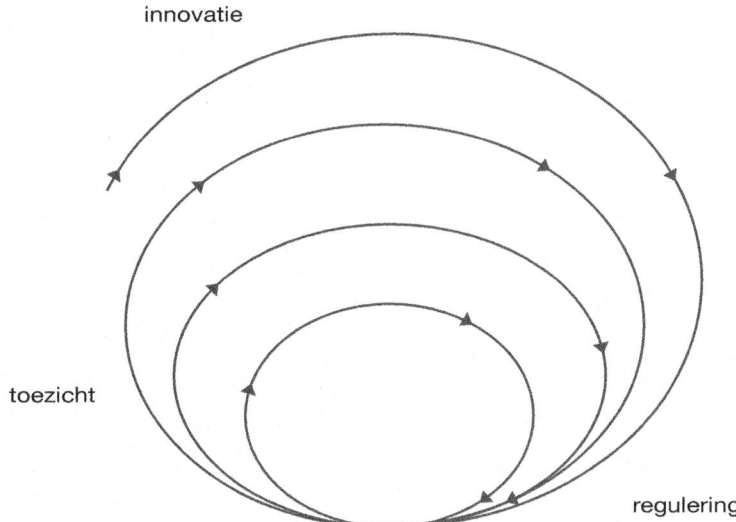

innovatie

toezicht

regulering

Figuur 11.4 .

De NZa wil innovatie stimuleren, door prikkels voor innovatief gedrag te versterken. Dat wil zeggen:

- samenwerking tussen zorgaanbieders en patiëntenverenigingen stimuleren: mogelijkheid onderzoeken waardoor zorgaanbieders een experimentovereenkomst kunnen sluiten met patiëntenverenigingen;
- transparantie van de kwaliteit van de zorg bevorderen: opzetten van een systeem van benchmarking zodat ziekenhuizen hun prestaties kunnen vergelijken met het sectorale gemiddelde;
- innovaties lonend maken: onderzoek naar mogelijkheden om verzekeraars binnen het vereveningssysteem te belonen voor kwaliteit en onderzoeken of kwaliteit in de gereguleerde tarieven bekostigd kan worden.

Daarnaast werkt de NZa aan het wegnemen van belemmeringen voor innovaties in de zorg, bijvoorbeeld door haar eigen beleidsregels en prestatiebeschrijvingen innovatie'proof' maken, ruimte te bieden voor experimenten (onder meer via een aangepaste beleidsregel innovatie) en de toegang voor nieuwe zorgaanbieders op de markt te verbeteren.

Conclusie

Modern markttoezicht is de kunst van het balanceren. Balanceren tussen gestelde kaders en vrijheid voor de verschillende partijen, tussen centralisatie en decentralisatie, tussen reguleren en vrijgeven, tussen stimuleren en handhaven. Met één helder doel voor ogen: toegankelijke, betaalbare zorg van goede kwaliteit voor de zorgconsument.

12 Governance en de kwaliteit van zorg

W.M.C.L.M. Schellekens

Wim Schellekens is hoofdinspecteur bij de Inspectie voor de Gezondheidszorg.

Laat ik met de deur in huis vallen: de interne verantwoordelijkheid voor de kwaliteit van zorg is in veel ziekenhuizen nog steeds niet goed geregeld. Als er ongelukken gebeuren of zaken bijna misgaan in het ziekenhuis, ligt de oorzaak daarvan vaak in de structuur van de organisatie, in het zorgproces of in het leiderschap. De realiteit is dat raden van bestuur, raden van toezicht en de medische staf nog te vaak onvoldoende verantwoordelijkheid nemen voor veiligheid en kwaliteit. Formeel behoort dit tot hun kerntaken, te vaak echter blijken de verantwoordelijken onvoldoende op de hoogte, onvoldoende in staat of onvoldoende bereid om te handelen en deze verantwoordelijkheid daadwerkelijk te nemen. Enkele voorbeelden illustreren dit gegeven, soms met zeer ernstige gevolgen.

Almelo

Allereerst Almelo. In het Twenteborg Ziekenhuis overleed een vrouw na een brand in een operatiekamer. De brand werd veroorzaakt door een lekkende zuurstofslang waaruit een steekvlam ontstond. Omdat de patiënt vastzat aan de operatietafel, kon zij niet meer gered worden. De slang had door de leverancier vervangen moeten worden en dat was niet gebeurd. Na onderzoek bleek dat de leverancier van de slang het onderhoud had overgedragen aan het ziekenhuis zelf, waarbij hij uit concurrentieoverwegingen specifieke informatie had achtergehouden voor het ziekenhuis. Het ziekenhuis is verantwoordelijk voor het onderhoud en dus ook voor het controleren van de tijdige vervanging. Medisch specialisten mogen apparatuur pas gebruiken als via een sticker op het apparaat duidelijk is wanneer het voor het laatst is gecontroleerd en wanneer de volgende controle plaatsvindt. Tijdige controle is de verantwoordelijkheid van het ziekenhuis en dus van de Raad van Bestuur. De cultuur in dit ziekenhuis was destijds: 'Als het middenmanagement niet zegt dat iets niet goed gaat, dan zal het wel goed zijn.' Maar het gaat natuurlijk om actief verantwoordelijkheid delegeren, dan ook verantwoording vragen én zorgen voor een atmosfeer waarin ook fouten kunnen worden gemaakt. Dat klinkt paradoxaal, maar fouten kun je nu eenmaal niet honderd procent voorkomen en het is daarom belangrijk dat ze binnen de organisatie gemeld worden, zonder dat onmiddellijk de kop eraf gaat. Van fouten moet worden geleerd teneinde de ziekenhuisorganisatie en het zorgproces te vervolmaken.

Emmen

Iets verderop, in Emmen, is een tweede ongelukkig voorbeeld te vinden. Een chirurg met een goede staat van dienst werd in de loop van de tijd overmoedig: te voortvarend toepassen van nieuwe technieken, te ruime indicaties stellen. Enkele patiënten overleden als gevolg. Collega's in de vakgroep van de bewuste chirurg wisten ervan, maar spraken hem en het bestuur er niet op aan. Pas na onderzoek naar aanleiding van patiëntenklachten kwam dit boven water. Dit had voorkomen kunnen worden als vakgroep, medische staf en Raad van Bestuur hun verantwoordelijkheid hadden genomen en tijdig actie hadden ondernomen. Ook een goed werkend systeem van intercollegiale functioneringsgesprekken is een verantwoordelijkheid van de Raad van Bestuur.

Vanuit historisch perspectief is te begrijpen dat raden van bestuur zich in eerste instantie verantwoordelijk voelen voor 'het geld en de stenen' van het ziekenhuis en de verantwoordelijkheid voor veiligheid en kwaliteit overlaten aan de professionals. Maar sinds het van kracht worden van de Kwaliteitswet zorginstellingen zijn raden van bestuur ook verantwoordelijk voor de kwaliteit van het medisch handelen. De missie van een ziekenhuis is zorg voor mensen, de Raad van Bestuur is daar verantwoordelijk voor en de Raad van Toezicht moet erop toezien dat de Raad van Bestuur deze verantwoordelijkheid ook aantoonbaar waarmaakt. Om die bestuursverantwoordelijkheid waar te kunnen maken, is een professioneel kwaliteitssysteem gericht op inhoud noodzakelijk. Formeel is de arts verantwoordelijk voor zijn medisch handelen richting de individuele patiënt (Wet op de beroepen in de individuele gezondheidszorg; Wet BIG). De Raad van Bestuur is ervoor verantwoordelijk dat er een goed functionerend kwaliteitssysteem is waar alle professionals ook actief aan deelnemen, en dat over aanpak en resultaten hiervan verantwoording wordt afgelegd aan de Raad van Bestuur. Te vaak zien wij als Inspectie voor de Gezondheidszorg (IGZ) bij het onderzoek van meldingen nog dat men heeft gezien dat er zaken niet goed gaan, maar dat niemand aan de bel heeft getrokken of dat men elkaar hierop niet heeft aangesproken. Sterker, soms zien we ook nog ontkenning van het probleem, het afschuiven van de schuld op anderen of op het systeem of het ontmoedigen van onderzoek naar een mogelijke misstand.

Nijmegen

Een derde voorbeeld en het eerste openlijke voorbeeld in de recente geschiedenis is het hartcentrum van het Universitair Medisch Centrum Nijmegen (St Radboud). Hoge sterftecijfers waren het gevolg van onenigheid binnen de vakgroep, waardoor er niet/slecht werd samengewerkt en bijvoorbeeld de overdracht van patiënten spaak liep. Ook hier werd duidelijk dat de medische staf en de Raad van Bestuur op de hoogte waren maar geen verantwoordelijkheid namen. Interne signalen werden 'teruggeduwd', na geluiden van klokkenluiders werd het probleem ontkend. Het hoge sterftecijfer zou

komen doordat men zwaardere patiënten behandelde. Dat bleek geen verkla-
ring. Ook hier was de les: rondom de professional moet de vakgroep, de
medische staf en daarboven de Raad van Bestuur elk zijn eigen specifieke
verantwoordelijkheid nemen.

Twente

De druppel die de emmer deed overlopen, was het Medisch Spectrum
Twente. Het inmiddels bekende verhaal van de neuroloog die aan medicijnen verslaafd was en jarenlang verkeerde diagnoses stelde met grote gevolgen voor de betrokken patiënten. De samenwerking met zijn collega's liep
niet of was helemaal afwezig, de neuroloog hield zijn dossiers slecht bij en
hield zich niet aan afspraken. De signalen die er waren, werden niet opge-
pikt door de medische staf en de Raad van Bestuur. Het laakbare gedrag werd
later in de doofpot gestopt en klachten werden actief teruggestuurd. Op een
gegeven moment is zelfs de IGZ voorgelogen over de feiten.

Wet cliëntenrechten zorg

De wetgever beoogt met de nieuwe cliëntenwet (Wet cliëntenrechten zorg)
de verantwoordelijkheid voor de kwaliteit van zorg nog explicieter bij de
Raad van Bestuur van een instelling te leggen. Die verantwoordelijkheid kan
dan worden ingevuld via specifieke bepalingen in arbeidsovereenkomsten of
toelatingsovereenkomsten van medisch specialisten. Het ziekenhuis is
immers verantwoordelijk als er iets misgaat en kan uit dien hoofde gedrags-
regels vaststellen, waaronder verantwoordingsplicht door de zorgverleners
die onder zijn vlag opereren. Ook bij raden van toezicht wordt men wakker
door deze ontwikkelingen: ook zij moeten zich bezinnen op de vraag hoe ze
hun verantwoordelijkheid voor het functioneren van de Raad van Bestuur
met betrekking tot veiligheid en kwaliteit van zorg invullen. De zorgbrede
governancecode die door de BOZ (Brancheorganisaties Zorg) is vernieuwd,
beperkt het aantal toezichthoudende functies dat een persoon mag bekleden
en stelt de taken en verantwoordelijkheden van toezichthouders scherper.

Profiel

Het toezicht van de IGZ krijgt ook een steeds scherper profiel. Wij werken nu
met drie vormen van toezicht:
1 incidententoezicht, dat zich na een melding richt op een specifieke situatie;
2 thematisch toezicht, breed onderzoek gericht op een bepaald onderwerp;
3 risicogestuurd toezicht, dat zich op basis van een risicoanalyse richt op
   die zorgverleners waar de grootste risico's verwacht worden.
Juist deze laatste vorm van toezicht is in ontwikkeling. Op basis van betere
indicatoren en het beter zoeken van signalen kunnen risico's voor de patiënt

scherper in beeld worden gebracht. We leren hierbij veel van diverse toe-zichthouders in binnen- en buitenland. De handhaving van de normen waar wij op toezien, dient slagvaardig maar ook proportioneel te zijn. De samen-leving vraagt ons stevig en in het openbaar op te treden als wij misstanden aantreffen. Optreden van ons moet echter ook passen binnen de juridische kaders en we moeten effectief en efficiënt omgaan met onze middelen en instrumenten. De instrumenten van de inspectie waarmee we kunnen optre-den, zijn in toenemende mate van stevigheid: adviseren – stimuleren – drang – dwang.

Bij elk van deze instrumenten zoeken we naar de meest effectieve inzet. Een voorbeeld is de situatie die zich in de IJsselmeerziekenhuizen voordeed. We sloten daar de operatiekamers (ok) vanwege een probleem met de lucht-kwaliteit en disfunctioneren van het bestuur en medische staf en maakten dat ook bekend. Verschillende ziekenhuizen waar vergelijkbare verbeterin-gen op de ok nodig waren, hebben direct gereageerd en de situatie aangepakt en daar heeft niets over in de pers gestaan. Het voorbeeldeffect dat beoogd wordt bij publiek optreden, werd dus direct zichtbaar.

In 2010 hebben wij het toezicht op raden van bestuur en raden van toezicht zoals geschetst meer profiel gegeven na consultatie van deskundigen en het veld. Het komende jaar zal dat zichtbaar ten uitvoering worden gebracht. We zullen de nieuwe normen voor bestuurders van zorginstellingen als toezichtkader gaan hanteren. De indicatoren voor risicogestuurd toezicht zijn beter in beeld. U zult het komende jaar veel van ons horen maar, naar ik hoop, weinig direct met ons te maken krijgen.

13 Zorg voor concurrentie en samenwerking

F.J.H. Don en K. Schep

Henk Don is lid van de Raad van Bestuur van de Nederlandse Mededingingsautoriteit (NMa) en Krijn Schep is expert bij de NMa, cluster zorg. Deze bijdrage is geschreven op persoonlijke titel en kan de NMa op geen enkele wijze binden.

Gereguleerde marktwerking

In het nieuwe zorgstelsel wordt concurrentie gebruikt als middel om de kwaliteit van zorg te versterken en een doelmatige inzet van middelen in de zorg te bevorderen. Concurrentie dwingt en motiveert zorgaanbieders om zorg van goede kwaliteit te leveren tegen een redelijke prijs. Concurrentie leidt zo tot vraagsturing waarin de cliënt meer centraal staat. Deze vraagsturing krijgt deels direct gestalte in de relatie tussen cliënt en zorgaanbieder en deels indirect via de verzekeraar. Op deze wijze worden de wensen en behoeften van patiënten en verzekerden meer bepalend voor de invulling van het aanbod. Met name de verzekeraar kan daarbij tegenwicht bieden aan de informatievoorsprong van een zorgaanbieder.

Marktprikkels spelen een grotere rol in ons zorgstelsel en de overheid treedt geleidelijk terug, maar de overheid houdt een veel grotere rol dan in de meeste andere sectoren. We spreken dan ook over gereguleerde marktwerking. Vragers en aanbieders krijgen bepaalde vrijheden, maar die vrijheid wordt nadrukkelijk beperkt door diverse wetten en regels. De belangrijkste regulering heeft betrekking op de minimumkwaliteit van zorg en de toegankelijkheid van zorg (denk bijvoorbeeld aan de acceptatieplicht voor de basisverzekering). En niet alle deelmarkten lenen zich voor dezelfde vorm van marktwerking. Zo houdt bijvoorbeeld de acute zorg een bijzondere plaats in het zorgaanbod van ziekenhuizen.

De transitie naar het nieuwe stelsel is nog niet afgerond. De prikkels zijn nog niet overal goed in balans en op diverse terreinen is de nieuwe regulering nog niet uitontwikkeld. Belangrijke verbeterpunten liggen bijvoorbeeld bij de invulling van de DBC-systematiek (diagnosebehandelingcombinatie), de ex-postverevening voor verzekeraars, het transparant maken van kwaliteit van zorg, de definitie van minimumkwaliteit, en de manier waarop de continuïteit van zorg wordt geborgd. Daarnaast is de liberalisering van deelmarkten nog niet voltooid, maar de meeste zorgaanbieders en zorgverzekeraars raken inmiddels wel gewend aan de nieuwe rol die hun is toebedeeld.

De NMa en de zorgsector

In elke sector waar sprake is van marktwerking – of dat nu gereguleerde marktwerking is of niet – is de Mededingingswet van toepassing. De Nederlandse Mededingingsautoriteit (NMa) houdt toezicht op de naleving van die wet.

De Mededingingswet bestaat uit drie pijlers. De eerste pijler betreft het kartelverbod: het is ondernemingen verboden concurrentiebeperkende afspraken te maken, zoals prijsafspraken en het verdelen van klanten. Hierna wordt nader ingegaan op het kartelverbod in de zorg.

Daarnaast geldt een verbod op het misbruik maken van een economische machtspositie. Een onderneming heeft een economische machtspositie indien deze zich in belangrijke mate onafhankelijk kan gedragen van haar concurrenten, afnemers, leveranciers of eindgebruikers. Het hebben van een economische machtspositie is volgens de Mededingingswet dus niet verboden; daarvan misbruik maken echter wel.

De derde pijler betreft het concentratietoezicht. De NMa toetst of een voorgenomen fusie of overname ertoe leidt dat de mededinging op significante wijze wordt belemmerd. Dit zal met name het geval zijn wanneer er een economische machtspositie ontstaat of wordt versterkt. Niet alle concentraties worden overigens door de NMa getoetst. Een concentratie in de zorg hoeft alleen te worden gemeld wanneer de betrokken ondernemingen in het voorafgaande kalenderjaar gezamenlijk meer dan 55 miljoen euro omzet hebben behaald, waarbij ten minste twee van de ondernemingen meer dan tien miljoen euro omzet in Nederland hebben behaald. Voorts geldt dat minstens twee van de ondernemingen vijfenhalf miljoen euro omzet moeten hebben behaald met het verlenen van zorg.

De NMa bewaakt dat het 'concurrentiespel' eerlijk wordt gespeeld. Effectieve mededinging leidt ertoe dat ondernemingen elkaar scherp houden op aspecten als prijs en kwaliteit. Door de aanwezigheid van concurrenten hebben cliënten iets te kiezen en worden zorgaanbieders gedwongen in te spelen op de behoeften van patiënten en verzekerden. Keuzevrijheid van cliënten is een krachtig instrument om meer efficiency en kwaliteitswinst in de zorg te realiseren. Door concurrentie worden wachtlijsten korter, wordt doelmatiger gewerkt en neemt de kwaliteit van het aanbod toe. Concurrentie en keuzevrijheid voor cliënten komen dan ook de publieke belangen betaalbaarheid, toegankelijkheid en kwaliteit ten goede.

De NMa kijkt niet alleen met een economenbril naar de zorgsector. Dit kan het beste worden geïllustreerd met de fusie tussen de Zeeuwse ziekenhuizen. Als gevolg van de fusie zou er nagenoeg een monopolie in Midden-Zeeland ontstaan. Dit is vanuit mededingingsperspectief uiteraard geen goede ontwikkeling. Door de fusie valt de meest nabijgelegen alternatieve aanbieder weg en met name de mensen in Walcheren zouden veel verder moeten gaan reizen voor een alternatieve aanbieder. Dit betekent dat het fusieziekenhuis niet meer voldoende concurrentiedruk van andere ziekenhuizen zou ondervinden, waardoor bijvoorbeeld hogere prijzen tot stand zouden kunnen komen. Er was echter een grote kans dat als gevolg van een verbod op de fusie de kwaliteit van de basisziekenhuiszorg beneden het minimumniveau zou komen. Daarom heeft de NMa deze fusie toch goedgekeurd, maar wel onder strikte voorwaarden. Met de goedkeuring van de fusie en de gestelde voorwaarden was de continuïteit van de basiszorg in de regio gegarandeerd en werden concrete kwaliteitsverbeteringen gewaarborgd. Ook werd het grootste mededingingsrisico – een prijsstijging – weggenomen door een prijsplafond voor medische diensten in het vrije segment op te leggen.

Andere toezichthouders in de zorg

De NMa werkt nauw samen met de zorgspecifieke toezichthouders NZa (Nederlandse Zorgautoriteit) en de IGZ (Inspectie voor de Gezondheidszorg). In het algemeen geldt dat de toezichthouders waar dat wenselijk is gebruik-maken van elkaars expertise. Het gaat in dit kader te ver om uitgebreid in te gaan op de taakafbakening tussen deze toezichthouders. Hierna zal wel kort worden aangegeven wat de rol van de andere toezichthouders is bij de drie pijlers van de Mededingingswet. De NMa is exclusief bevoegd voor de taken die voortvloeien uit de Mededingingswet.
Bij het kartelverbod is geen specifieke rol weggelegd voor de NZa of de IGZ. Wel kunnen zij bijvoorbeeld informatie verstrekken aan de NMa over moge-lijke kartels in de zorgsector.
Zowel de NZa als de NMa kan specifieke verplichtingen opleggen als een zorgaanbieder of zorgverzekeraar een machtspositie heeft. De NZa kan dat doen als er sprake is van een machtspositie, de NMa kan echter alleen ingrij-pen als er misbruik wordt gemaakt van die machtspositie. In de Wet markt-ordening gezondheidszorg is een voorrangsregel voor de NZa opgenomen. De NZa is daarmee als eerste aan zet om op te treden tegen aanbieders met een machtspositie.
Bij concentratiezaken geeft de NZa in de meeste gevallen een zienswijze aan de NMa. Deze zienswijze gaat onder meer in op de mogelijke gevolgen die de voorgenomen concentratie heeft op de kwaliteit, toegankelijkheid en betaal-baarheid van zorg. De IGZ geeft input aan de NZa voor haar zienswijze in het kader van de beoordeling van mogelijke kwaliteitseffecten. Daarnaast komt het voor dat er tijdens een behandeling van een zaak direct contact is tussen de IGZ en de NMa, bijvoorbeeld voor een nadere toelichting op specifieke kwaliteitsgerelateerde argumenten die in een zaak naar voren komen. De NMa betrekt de zienswijze van de NZa en de informatie van de IGZ bij haar uiteindelijke oordeel.

Samenwerken en/of concurreren

In de zorg zien we veel vormen van samenwerking tussen aanbieders, die in het belang van cliënten zijn. We kunnen hierbij denken aan samenwerking gericht op innovatie, het aanbieden van ketenzorg en het aanbieden van vierentwintiguurszorg. Veel samenwerkingsvormen zijn, misschien wel juist in de zorg, vanuit kwaliteits- of doelmatigheidsoogpunt wenselijk. De NMa staat positief tegenover samenwerking in de zorgsector voor zover die nodig is om de kwaliteit, efficiëntie en innovatie in de sector te vergro-ten. Zolang de concurrentie daarmee niet wordt belemmerd, zal dit vanuit de Mededingingswet ook geen probleem opleveren. Wanneer een bepaald kwaliteitsniveau een vorm van samenwerking vereist die de concurrentie belemmert, is echter vereist dat de voordelen van de samenwerking in belangrijke mate ten gunste van de afnemer, de patiënt en/of verzekerde komen.

Naast het samenwerkingsbelang is er voor zorgaanbieders en zorgverzekeraars ook een belang om zich van elkaar te onderscheiden. De consument kan immers kiezen voor de zorgverzekeraar en zorgaanbieder die het beste aansluit bij zijn wensen. Een zorgverzekeraar zal daarom moeten proberen tot een zo aantrekkelijk mogelijk polisaanbod te komen, zodat de verzekeraar meer verzekerden aan zich kan binden. Zorgaanbieders aan de andere kant zullen door middel van bijvoorbeeld prijs, kwaliteit en productdifferentiatie verzekeraars, verzekerden en patiënten voor zich moeten winnen. Concurrentie stimuleert zo zorgaanbieders en zorgverzekeraars om hun aanbod goed op de vraag af te stemmen, de kwaliteit steeds te verbeteren en kostenbewust te werken. Het is daarmee zowel in het belang van zorgaanbieders als in het belang van cliënten dat aanbieders zich positief van elkaar proberen te onderscheiden. Zie bijvoorbeeld de fysiotherapeuten die nu met zorgverzekeraars onderhandelen over verschillende tarieven voor verschillende kwaliteitsniveaus en specialisaties. Verder zien we ook dat ziekenhuizen nieuwe diensten, zoals kraamsuites, wachttijdgaranties, comfortpakketten en medisch inhoudelijke innovaties, gaan bieden en dat is allemaal in het voordeel van de cliënt.

Zorgondernemingen lijken zich steeds vaker af te vragen of bepaalde samenwerkingsverbanden wel of niet in overeenstemming zijn met de Mededingingswet. Een belangrijk aandachtspunt hierbij is of het gaat om afspraken die betrekking hebben op concurrentiegrootheden als prijzen, strategie, werkgebieden of klanten, en of de afspraken de concurrentiemogelijkheden van de onderneming, de samenwerkingspartners of derden beïnvloeden. In het algemeen kan gesteld worden dat er voldoende ruimte moet blijven voor een onderneming om te concurreren met andere ondernemingen en dat de afnemer/consument voldoende ruimte moet hebben om keuzes te maken. Hierna gaan wij hier verder op in. Voor meer informatie verwijzen wij ook naar de door de NMa opgestelde Richtsnoeren voor de Zorgsector, verkrijgbaar via www.nmanet.nl. Op deze website is ook informatie te vinden over de clementieregeling die de NMa hanteert voor het aanmelden van eventuele bestaande niet-toegelaten samenwerkingsverbanden.

Horizontale samenwerking

Afspraken tussen concurrenten die ertoe strekken of tot gevolg hebben dat de mededinging wordt verhinderd, beperkt of vervalst, zijn in beginsel verboden. Veel overeenkomsten tussen (concurrerende) ondernemingen vallen echter helemaal niet onder het kartelverbod. Goede voorbeelden hiervan zijn afspraken die de mededinging simpelweg niet beperken. Zo wordt door het bespreken van de zorgvraag van een cliënt, het delen van *best practices* of het gezamenlijk uitwerken van kwaliteitsprotocollen de mededinging in principe niet beperkt. Ook is het mogelijk dat overeenkomsten worden gesloten tussen ondernemingen die afzonderlijk en gezamenlijk een zodanig beperkte positie hebben op de markt, dat de overeenkomst slechts in zeer geringe mate de markt kan beïnvloeden. Dit kan bijvoorbeeld het geval zijn wanneer sprake is van zeer beperkte marktaandelen. Voorts is enige beperking van de mededinging toegestaan, mits deze noodzakelijk en proportioneel is voor het bereiken van voordelen die in belangrijke mate aan de patiënten of verzekerden ten goede komen.

Of een overeenkomst tot doel of tot gevolg heeft de mededinging te beperken, beoordeelt de NMa in de economische context waarin de overeenkomst toegepast wordt. De NMa betrekt in deze beoordeling de doelstellingen van partijen, de wijze waarop zij op de markt optreden, de producten of diensten waarop de overeenkomst betrekking heeft, de structuur van de betrokken markt en de werkelijke omstandigheden waaronder deze functioneert. Bij sommige overeenkomsten is bijna altijd sprake van een mededingingsbeperkende strekking, zoals prijsafspraken, marktverdelingsafspraken, bepaalde aanbestedingsafspraken (*bid rigging*) en collectieve boycots. Dit soort beperkingen wordt geacht zeer nadelig te zijn voor de concurrentie en komt daarom ook bijna nooit voor een vrijstelling in aanmerking. Bij andere overeenkomsten is dat minder eenduidig en zal meer onderzoek nodig zijn.

Juist in de zorg kunnen samenwerkingsverbanden een belangrijke bijdrage leveren aan het verbeteren van de kwaliteit en de efficiëntie van zorgverlening. Samenwerking kan zijn gericht op het op elkaar afstemmen van de zorg ten behoeve van de zorgvraag van cliënten. Samenwerking kan bovendien een middel zijn om risico's te delen, knowhow gezamenlijk te benutten, (sneller) te innoveren, kosten te besparen en efficiëntievoordelen te behalen. Zo kunnen ondernemingen in de thuiszorg bijvoorbeeld kosten besparen door het gezamenlijk inkopen van hulpmiddelen. De NMa staat positief tegenover samenwerking, als ondernemingen daardoor in staat zijn efficiënter te werken, meer te innoveren en betere kwaliteit te leveren.

Bepaalde samenwerkingsverbanden kunnen echter ook nadelige gevolgen hebben voor de concurrentie zonder dat daar grote voordelen voor de cliënt tegenover staan en op die manier leiden tot ondoelmatigheid en lagere kwaliteit. De Mededingingswet biedt ruimte voor een afweging van voor- en nadelen, waarbij de vraag van belang is hoe overtuigend deze effecten zijn aangetoond en of de voordelen ook behaald kunnen worden op een wijze die minder beperkingen van de concurrentie met zich meebrengt.

Thuiszorgzaken

Vaak proberen samenwerkende partijen de NMa ervan te overtuigen dat ze moeten samenwerken om de kwaliteit van de zorg te verbeteren. Dit speelde bijvoorbeeld in een tweetal thuiszorgzaken, waar de NMa op 19 september 2008 boetes heeft opgelegd. De betrokken ondernemingen hebben gedurende de procedure in beide gevallen benadrukt dat hun samenwerking de verbetering van de zorg op het oog had. In het bijzonder zouden hun afspraken ten goede komen aan het ontwikkelen van ketenzorg (goede aansluiting tussen thuiszorg en intramurale zorg voor dezelfde cliënt) en wijkgerichte zorg (thuiszorg georganiseerd vanuit locaties dicht bij de cliënten).

Ook de NMa ontkende in deze beide zaken niet dat de partijen streefden naar ketenzorg en wijkgerichte zorg, noch dat samenwerking in de zorg wenselijk kan zijn om betere zorg te leveren. Het uitschakelen van de onderlinge concurrentie werd echter nadrukkelijk ook als afzonderlijk doel nagestreefd en was niet noodzakelijk voor de gewenste ketenzorg en wijkgerichte zorg. Ketenzorg en wijkgerichte zorg kunnen worden bereikt door het uitbreiden van individuele activiteiten en door samenwerking die specifiek is gericht op betere aansluiting tussen niet-concurrerende activiteiten. Het moet echter wel gaan om onafhankelijke, zelfstandige beslissingen van ondernemingen. In deze beide zaken was sprake van een duurzaam samenwerkingsverband waarbinnen de instellingen tevens afspraken elkaars werkgebieden voor onbepaalde tijd te respecteren. Een dergelijke samenwerking valt onder het kartelverbod. Zo'n afspraak kan leiden tot hogere prijzen en de keuzevrijheid van de cliënten wordt substantieel ingeperkt.

Postcodebeleid ziekenhuizen

Begin 2010 kwam in het nieuws dat diverse ziekenhuizen patiënten zouden weigeren op basis van hun postcode. Vraag is vervolgens of dit wel of niet is toegestaan op basis van de Mededingingswet. In de eerste plaats dient te worden opgemerkt dat de Mededingingswet niet verbiedt dat individuele ziekenhuizen patiënten weigeren, ook niet als dat op basis van een bepaalde postcode gebeurt. Wanneer ziekenhuizen echter met elkaar een postcodebeleid afspreken en daarmee de markt verdeeld wordt, is dat in beginsel niet toegestaan.

Los van deze mededingingsrechtelijke beoordeling staat de vraag of het weigeren van patiënten in het algemeen toelaatbaar is. Voor acute zorg is dat zeker niet het geval. Voor het overige is dit binnen het stelsel onzes inziens allereerst een zaak tussen de verzekeraar en de zorgaanbieder. Op grond van de Zorgverzekeringswet heeft de verzekeraar zorgplicht tegenover zijn verzekerde, en hij zal voor de invulling daarvan in de regel contracten sluiten met zorgaanbieders. De verzekeraar heeft er ook belang bij dat de verzekerde bij meerdere aanbieders terechtkan, omdat de aanbieders anders weinig (concurrentie)druk ervaren om goede kwaliteit tegen een redelijke prijs te leveren.

Verticale samenwerking

In toenemende mate ontstaan in de zorg initiatieven waarin zorgaanbieders uit verschillende disciplines nauw samenwerken om de gespecialiseerde zorg aan bijvoorbeeld chronisch zieken te organiseren. De multidisciplinaire samenwerking wordt dan bijvoorbeeld georganiseerd in zogenaamde zorgketens. Zorgketens zijn verticaal van aard. Dat wil zeggen dat de betrokken zorgaanbieders in verschillende stadia in de keten actief zijn en dus meestal geen concurrenten zijn.

Multidisciplinaire samenwerkingsbanden zijn veelal gericht op het soepeler laten verlopen van de doorstroom van patiënten van de ene zorgverlener naar de andere, of op het verbeteren van de kwaliteit van de zorg. Dit wordt bijvoorbeeld bereikt door het maken van afspraken over het behandeltraject van een patiënt. Als gevolg hiervan komt samenwerking in een zorgketen de patiënt ten goede.

Als voorbeeld van een dergelijke zorgketen kunnen we denken aan zorggroepen. Zorggroepen zijn organisaties van overwegend eerstelijnszorgaanbieders die met zorgverzekeraars contracten sluiten om de chronische zorg, bijvoorbeeld voor diabetes, hartfalen en astma, in een bepaalde regio te coördineren en uit te voeren om zo de kwaliteit van de zorg te verbeteren. Een zorggroep kan een zelfstandige, coördinerende rol op zich nemen, los van de betrokken aanbieders. De zorggroep sluit een contract met een zorgverzekeraar voor het leveren van zorgproducten en koopt de zorg in bij de individuele zorgaanbieders. De afspraken tussen de individuele zorgaanbieders en de zorggroep zijn in dit geval onderworpen aan het kartelverbod. Deze afspraken kunnen derhalve risico's voor de mededinging met zich meebrengen. Indien binnen een keten slechts zorgaanbieders actief zijn die geen potentiële of daadwerkelijke concurrent van elkaar zijn, bestaan er in beginsel geen mededingingsrechtelijke bezwaren. Dit geldt ook als zij onderling onderhandelen over relevante concurrentieparameters (zoals prijs, omvang en de patiënten) van de ketenzorg, of wanneer zij gezamenlijk onderhandelen met bijvoorbeeld zorgverzekeraars. Zo zal een mededeling van een huisarts aan een fysiotherapeut over de hoogte van zijn tarief niet tot een mededingingsbeperking leiden. Het gaat hier immers om niet-concurrenten.

Anders wordt het wanneer concurrerende aanbieders concurrentiegevoelige informatie uitwisselen of afspraken met elkaar maken. Het kan hierbij gaan om afstemming tussen soortgelijke aanbieders, bijvoorbeeld wanneer alle diëtisten gezamenlijk afspreken welke prijs zij willen ontvangen van de zorggroep. De samenwerking tussen zorgaanbieders binnen een zorggroep mag zich wel richten op bijvoorbeeld een betere coördinatie van de zorg, verbetering van de kwaliteit van de zorg en stroomlijning van administratie en procedures.

Ook kan een samenwerking tussen verschillende schakels binnen de keten onder bepaalde omstandigheden op mededingingsrechtelijke bezwaren stuiten, namelijk als er sprake is van *uitsluitingseffecten*. In de samenwerking tussen een ziekenhuis en een verpleeghuis kan een exclusiviteitsovereenkomst er bijvoorbeeld toe leiden dat ziekenhuispatiënten na hun verblijf in het ziekenhuis niet meer naar andere verpleeghuizen gaan. Indien deze groep een relatief groot deel van het totaal aantal cliënten van verpleeghuizen uitmaakt, kan dit ertoe leiden dat andere verpleeghuizen onvoldoende patiënten hebben om nog rendabel te opereren en uiteindelijk de markt moeten verlaten. Om te kunnen vaststellen of er daadwerkelijk sprake is van een mededingingsrechtelijk relevant uitsluitingseffect, is onder andere inzicht nodig in de mate waarin andere verpleeghuizen afhankelijk zijn van de patiënten uit het ziekenhuis en de mate waarin het ziekenhuis de keuze van de patiënt kan beïnvloeden. Het risico op uitsluiting bestaat doorgaans slechts indien de marktaandelen van de betrokken partijen op hun afzonderlijke markten relatief groot zijn.

DSW-Vlietland

Hoe de NMa in de praktijk naar verticale verbanden kijkt, kan worden toegelicht aan de hand van de concentratiezaak DSW-Vlietland. Bij niet-horizontale fusies is de kans op een beperking van de mededinging doorgaans kleiner dan bij horizontale concentraties. Ten eerste omdat een dergelijke fusie niet leidt tot het verlies van directe concurrentie en ten tweede omdat een dergelijke fusie vaak aanzienlijke ruimte voor efficiëntieverbeteringen biedt. Onder bepaalde omstandigheden kan een verticale fusie echter leiden tot marktafscherming (uitsluiting van concurrenten). Hiermee wordt bedoeld dat de toegang van concurrenten tot inputs of afzetmarkten (cliënten) wordt belemmerd of geblokkeerd, waardoor de mogelijkheid en/of de prikkel van deze ondernemingen om te concurreren wordt verminderd. Hierdoor zijn fuserende ondernemingen mogelijk in staat de prijzen die zij rekenen, op winstgevende wijze te verhogen. Verticale fusies vormen geen bedreiging voor de mededinging tenzij de nieuwe entiteit over een aanzienlijke mate van marktmacht beschikt op ten minste een van de betrokken markten.

Om een verticale fusie te beoordelen op de gevolgen voor de mededinging, analyseert de NMa in hoeverre de fuserende ondernemingen na de fusie de mogelijkheid en de prikkel hebben om markten af te schermen. Ook zal worden beoordeeld welk effect de marktafsluiting naar verwachting kan hebben op de mededinging en daarmee ook op de belangen van patiënten en verzekerden.

In de zaak DSW-Vlietland speelde onder andere de verticale relatie tussen de zorgverzekeraar DSW en het Vlietland Ziekenhuis. In haar beoordeling heeft de NMa gekeken of er mogelijke uitsluiting van andere ziekenhuizen kan optreden, dan wel mogelijke uitsluiting van andere verzekeraars. Geconcludeerd is dat dit niet aannemelijk is. In de omgeving van het Vlietland Ziekenhuis bevinden zich binnen beperkte extra reistijd diverse alternatieve ziekenhuizen waarheen verzekerden van andere verzekeraars eenvoudig kunnen uitwijken indien het Vlietland Ziekenhuis alleen nog verzekerden van DSW zou accepteren of verzekerden van andere verzekeraars achter zou stellen. Omgekeerd zouden verzekerden van DSW, als ze zich al door DSW zouden laten sturen naar het Vlietland Ziekenhuis en het ziekenhuis niet scherp zou blijven op kwaliteit, kunnen overstappen naar andere verzekeraars en ziekenhuizen. Die dreiging van overstappende patiënten/verzekerden maakt dat DSW en Vlietland Ziekenhuis niet kunnen doen wat ze willen met de prijs en goede kwaliteit voor een redelijke prijs zullen moeten blijven leveren.

Conclusie

De uitdaging van het nieuwe zorgstelsel ligt voor zorgaanbieders in het leveren van goede kwaliteit tegen redelijke, dat wil zeggen efficiënte, kosten.

Samenwerking met andere aanbieders kan daar een belangrijke bijdrage aan leveren, zowel door kwaliteitsverbetering als door kostenbesparing. Een dergelijke samenwerking is ook binnen de kaders van de Mededingingswet goed mogelijk.

Bij de vormgeving van de samenwerking moet er wel op worden gelet dat zij niet onnodig beperkend is voor de concurrentie op de markt, want dat zou de marktprikkels uithollen die nu juist de kwaliteit en de doelmatigheid moeten versterken. De inhoud van de afspraken moet passen bij het doel van de samenwerking. In diverse richtsnoeren en visiedocumenten hebben de NMa en de NZa beschreven welke grenzen de Mededingingswet stelt aan concrete vormen van samenwerking. Zolang de voordelen opwegen tegen de mogelijke nadelen en in belangrijke mate aan de cliënten ten goede komen en een eventuele beperking van de concurrentie onvermijdelijk is en proportioneel, zal de samenwerking de toets van de Mededingingswet kunnen doorstaan.

14 Synthese: de excellente zorgbestuurders

E. Maagdelijn, J.J.M. Sluijs en M. Verkoulen

Uit de diverse hoofdstukken in dit boek komt het beeld naar voren dat een excellerende ziekenhuisbestuurder zich moet kunnen én durven onderscheiden van zijn concurrenten.

Vrijwel alle zorgbestuurders stellen dat het speelveld in de zorg soms nadrukkelijk, soms minder nadrukkelijk beperkingen opwerpt bij de mogelijkheden tot onderscheidend gedrag. Denk daarbij aan de grenzen binnen de bekostigingssystematiek, politieke en beleidsmatige grenzen, juridische grenzen en grenzen op basis van toezicht en handhaving. Ook de landsgrens lijkt, al dan niet terecht, een begrenzing om in internationale context te onderscheiden. Niettemin wordt van zorgbestuurders verwacht dat zij in hun rol weten te excelleren en daarmee een topprestatie neerzetten. Excelleren is dan ook niets anders dan een continu proces om vanuit tegengestelde belangen, dilemma's en paradoxen de best mogelijke invulling te geven aan het aanbieden van zorg.

Waar liggen nu precies de grenzen waarbinnen een bestuurder, ondernemend of niet, moet handelen? Duidelijk is dat in ons zorgstelsel veel grenzen zijn getrokken. De zorg is immers van ons allemaal en wij menen er recht op te hebben. Dat maakt de marges om te ondernemen voor bestuurders klein. De grenzen waarbinnen zij opereren, zijn met name maatschappelijk bepaald en slechts zelden formeel vastgelegd. Dat betekent dat de grenzen ook veranderlijk zijn en doorbroken kunnen worden.
Ter illustratie volgen hierna enkele voorbeelden.

Geld

De zorg wordt voor een groot deel gefinancierd uit publieke middelen. Weliswaar draagt elke Nederlander bij via de basiszorgverzekering en met eigen bijdragen, maar omdat de overheid ons daartoe verplicht, wordt ook deze private financiering beschouwd als publiek geld. Een gevolg van deze publiek/private financiering is dat vrijwel iedereen een mening lijkt te hebben over de wijze waarop ons zorgstelsel zou moeten worden ingericht. Een ander gevolg is dat de zorg de gevolgen zal ondervinden van de sterke stijging van collectieve zorguitgaven die er vooral de laatste jaren is geweest. Elke Nederlander, oud of jong, betaalt op dit moment bijna vierduizend euro per jaar aan zorg. Ongeveer 1100 euro daarvan via de basisverzekering, de rest via AWBZ-premies (Algemene Wet Bijzondere Ziektekosten), uit eigen bijdragen en uit de algemene middelen. Bij ongewijzigd beleid is dat bedrag over vier jaar met 890 euro per jaar gegroeid voor elke Nederlander. Ook in vergelijking met andere collectieve uitgaven – onderwijs, sociale zekerheid, veiligheid, internationale samenwerking – groeit het aandeel zorg explosief. Het geeft de politiek een motief om te 'bezuinigen'. Maar bezuinigingen in de zorg zijn doorgaans niet rechtevenredig. Het volume van de geleverde zorg stijgt immers en dit betekent dat de uitgaven per behandeling vaak dalen. Hierdoor moet voortdurend worden gezocht naar uitgavenposten waarin nog kan worden gesneden zonder dat het volume van de geleverde zorg afneemt. Dit is de realiteit voor een zorgbestuurder.

Emotie

Velen uiten hun mening over de zorg, het zorgstelsel en de mensen die de zorg leveren. Een goed stelsel van zorg vinden we een elementair onderdeel van onze beschaving en om gezond te blijven hebben we veel geld over. Dat gegeven maakt de zorg, wellicht meer dan andere sectoren, zeer politiek. Elke vernieuwing, elk incident of nieuwsfeit kan aanleiding geven tot een politiek debat. Zorg gaat ons na aan het hart en we maken daar geen moordkuil van. Een bestuurder in de zorg merkt dit elke dag. Reputaties blijken kwetsbaar en dit maakt rationele discussie over de inrichting van onze zorg niet eenvoudig.

Wetten

Goede zorg is in ons aller belang, het is een algemeen belang. En in een sector waar het algemeen belang een rol speelt, en belanghebbenden en politici opinies vaak op basis van de genoemde emotie baseren, is het niet verwonderlijk dat wetten en regels het handelen van zorgbestuurders begrenzen. De wetten, beleidsregels en protocollen worden gehandhaafd en gecontroleerd door een relatief groot aantal toezichthouders. Overigens moet gezegd worden dat in de zorg ook veel níet is vastgelegd en daardoor als het ware ongecontroleerd blijft. De wetgever heeft kennelijk moeite met het exact vastleggen van rechten en plichten van patiënten en zorgaanbieders, waardoor het toezicht houden op de sector bepaald geen sinecure is. Opvallend is dat de administratieve lasten in de zorg weliswaar fors zijn, maar bij lange na niet extreem hoog in vergelijking met andere sectoren. Veel controle heeft de sector zichzelf opgelegd, waarschijnlijk vanwege de reputatierisico's en de belangen zoals in de vorige alinea beschreven. Niettemin hebben bestuurders te maken met wetten, regels en toezichthouders, die de ordening van de zorg in sterke mate reguleren.

Complexe ketens

De zorg in Nederland wordt gekenmerkt door schotten en is ingedeeld volgens beroepsprofielen. Functionaliteit en competentie blijken daaraan vaak ondergeschikt gemaakt. De zorginhoudelijke en organisatorische uitdagingen waar de zorg op dit moment voor staat, maken een ketenbenadering noodzakelijk waarbij over de verschillende schotten wordt gekeken, ook binnen de instellingen. Vooralsnog heeft de zorgbestuurder echter te maken met de realiteit van verschillende regelgeving en culturen in verschillende ketens. De bestuurder heeft te maken met complexe processen, divergerende belangen en uiteenlopende perspectieven. Denk daarbij aan de complexe ICT-ondersteuning (informatie- en communicatietechnologie) van processen, de belangen van vrijgevestigde specialisten en het perspectief van invloedrijke externe partijen als patiëntenorganisaties en de media. Een zorginstelling is een verzameling van de complexe processen, belangen en perspectieven. De uitdaging is daar enige controle over en overzicht te krijgen.

Grenzen

Een grens die zorgbestuurders, bewust of onbewust, ervaren, is de landsgrens. Patiënten laten zich niet onmiddellijk in het buitenland behandelen en zorgaanbieders leveren weinig zorg over de grenzen. Ook buitenlandse toetreding van zorgaanbieders op de Nederlandse markt vindt – vooralsnog – mondjesmaat plaats. Dit behoeft weinig verwondering nu vrijwel elk Europees land gezondheidszorg als een nationale aangelegenheid beschouwt. In Europees verband staat zorg ook niet boven aan de agenda. Niettemin biedt de internationale realiteit tal van mogelijkheden. Deze worden echter nog weinig gezien en erkend door bestuurders in de zorg. Hierin verschillen zorgondernemers van ondernemers in andere sectoren.

Deze grenzen en kaders vormen de realiteit waarbinnen zorgbestuurders de oplossingen moeten vinden op vragen en uitdagingen. De kaders zijn echter niet uit steen gehouwen. Ze zijn sterk aan ontwikkeling onderhevig en vaak subjectief bepaald. Gelukkig kunnen de kaders die het ondernemen in de zorg begrenzen, ook een motivatie zijn om die grenzen te beslechten. Want juist in die situaties ontstaat excellente zorg en worden van bestuurders cruciale competenties gevraagd om dat te bewerkstelligen.

Hierna wordt per grens (kader) beoordeeld hoe deze geslecht kan worden en welke uitdaging daarvoor ligt.

– *Geld.* Juist in een sector waarin alles 'meer met minder' moet, worden creativiteit en innovatie gevraagd. Zoeken naar een efficiëntere manier van werken geeft de bestuurder een kans een betere manier van werken na te streven. En zoeken naar middelen dwingt tot het maken van keuzes. Waar ben ik echt goed in? Waar is het geld echt nodig? Waarin onderscheiden wij ons? Dat zijn de vragen die een ondernemer zich stelt en die een organisatie scherp houden en op weg helpen naar excellentie. Loek Winter schetst in dit boek hoe extern kapitaal een oplossing kan zijn. Tegelijk geeft Willem Geerlings aan hoe met samenwerking een grote mate van efficiëntie bereikt kan worden.
– *Emotie.* Het gegeven dat de bestuurder in de zorg bijdraagt aan het alge-

meen belang geeft verantwoordelijkheid. Dat niet laten omslaan in verlamming is dan de uitdaging. Het politieke karakter van het gesprek over de zorg en de daarmee gepaard gaande emotie is een uiting van de betrokkenheid en passie die zorgverleners en patiënten voor 'onze zorg' voelen. In de beschrijving van Wim Schellekens komen enkele prangende voorbeelden naar voren. De goede bestuurder maakt gebruik van die betrokkenheid om excellente zorg te bewerkstelligen. Dat laat bestuurder Marjolein Tasche bijvoorbeeld zien met haar inzicht in het belang van externe verantwoording en de mogelijkheden die dat voor een manager gericht op excellente kwaliteit biedt.

- *Wetten.* In een omgeving met veel wetten en regels ontstaat onvermijdelijk uniformiteit. Het vraagt daadwerkelijke creativiteit, moed en doorzettingsvermogen om daardoorheen vernieuwing te bewerkstelligen. Bovendien dragen de overheidsregulering en het politieke karakter van de zorg bij aan een diffuse verantwoordelijkheidsverdeling. Dit biedt een slagvaardige zorgbestuurder met visie echter de mogelijkheid zich te onderscheiden door meer verantwoordelijkheid te nemen en naar zich toe te trekken. En lang niet alles in de zorg is gereguleerd of verboden. Een excellent bestuurder ziet nog voldoende kansen. De hoofdstukken van Henk Don en Krijn Schep, van Cathy van Beek en van Vincent Dielwart geven verdere tekst en uitleg om het begrip van de wettelijke kaders én de kans om daarbinnen te excelleren, te vergroten.
- *Complexe ketens.* De complexiteit van belangen en processen in de zorg vraagt om inzicht en overzicht. Alleen dan kan een bestuurder grip krijgen en prioriteiten stellen. Hugo Keuzenkamp en Roger van Boxtel geven met hun bijdragen inzicht in de externe belangen en partijen die de zorg kunnen versterken. Martijn Buitenhuis, Paul Baks en Ed Maagdelijn geven advies over de prioriteiten en aandachtspunten voor een zorgbestuurder. Dat dient ertoe grip te krijgen op wat echt belangrijk is in de, op het oog, complexe kluwen die een zorgorganisatie kan zijn.
- *Grenzen.* Juist in grensoverschrijdende zorg liggen kansen. Het academisch ziekenhuis Maastricht bewijst dat. Maar ook de interesse van Duitse deelstaten in de mogelijkheden die de Nederlandse zorgmarkt biedt, de Europese patiëntenrichtlijn en het toch groeiende aantal Nederlanders dat zich over de grens laat behandelen, zijn een teken aan de wand.

Figuurlijk kan gezegd worden dat alle bestuurders en hun adviseurs die in deze uitgave aan het woord komen, grenzen slechten. Zij zien kansen en uitdagingen en zetten dat om in resultaat. Dat maakt zorg excellent. De competenties van bestuurders die daarbij, naar ons inzicht, een constante blijken te zijn: Passie, Moed, een Open blik, Rationeel denken, Doortastendheid. Dat maakt een zorgbestuurder dienstbaar aan excellente zorg. De kennis en klankbordfunctie van een adviseur zijn daarbij meer dan eens een welkome aanvulling.

Made in the USA
Monee, IL
10 June 2026

52190825R00072